U0276105

国家出版基金项目
NATIONAL PUBLICATION FOUNDATION

临床手绘手术图谱丛书

名誉总主编　陈孝平　赵继宗　韩德民　宋尔卫　范先群
执行总主编　徐国成

胸外科
手绘手术图谱

精准手绘 + 操作视频 + 要点注释

顾　问　刘中民
主　编　徐国成　杨雪鹰　齐亚力
副主编　田大力　赵希彤　于　潜　张　永

人民卫生出版社
·北京·

编　者

（按姓氏笔画排序）

于　潜　中国医科大学附属第四医院

王　晴　中国医科大学附属第四医院

田　野　中国医科大学附属第四医院

田大力　中国医科大学附属第四医院

刘思洋　中国医科大学附属第四医院

齐亚力　中国医科大学医学人文学院

李　虹　中国医科大学医学人文学院

杨　箫　中国医科大学附属第一医院

杨雪鹰　中国医科大学附属第四医院

吴　卓　中国医科大学附属第四医院

邹卫东　中国医科大学附属第四医院

宋成洋　中国医科大学附属第四医院

张　永　中国人民解放军北部战区总医院

张　磊　中国医科大学附属第四医院

周　镝　中国医科大学附属第四医院

赵希彤　中国医科大学附属第四医院

姜文军　中国医科大学附属第四医院

徐国成　中国医科大学医学人文学院

徐宝宁　中国医科大学附属第四医院

韩　旭　中国医科大学附属第四医院

出版说明

每一位手术医师的成长都需要资深专家的言传身教，但大型三甲医院资深专家直接带教的资源非常有限。高质量的出版工作无疑是解决这一矛盾的重要抓手。

高质量大型丛书的编写，需要一大批来自不同领域的高水平专家充分发挥各自的优势，并最终实现彼此优势的互补和融合。对于临床手术操作类的出版物，以手绘图为基础，文、图和手术视频的有机结合无疑是最佳的呈现方式。要实现这种呈现方式，需要不同领域专家的优势互补。

为了做好丛书的顶层设计，并保障内容的科学性和权威性，12位院士担任了丛书的名誉总主编和名誉顾问，来自全国30多家单位的40多位国家重点学科带头人担任了各分册的学术顾问。为了实现丛书文、图、视频的有机融合，丛书的作者队伍由来自全国50多家院校的268位医学专家、医学绘图专家和医学教育技术专家共同组成。考虑到绘图和录像制作过程中需要反复的沟通，具有医学绘图优势的中国医科大学和中国人民解放军北部战区总医院的一线骨干专家承担了较多的具体工作。各分册的主编由医学绘图专家和临床专家共同担任，考虑到插图绘制工作需要投入更多的时间，各分册的第一主编大多是绘图专家。

丛书涵盖普通外科、神经外科、胸外科、心脏外科、骨科、整形外科、泌尿外科、妇产科、眼科、耳鼻咽喉科以及肛肠外科共11个手术学科，内容涉及临床常见手术1 000余种，每个手术的内容包括适应证、禁忌证、术前准备、麻醉、体位、手术步骤/要点以及术后处理等，相应的内容都配有手绘插图（手绘插图10 000余幅），并通过二维码融入手术视频近200个。该丛书的内容充分展现了医学与美学、基础医学与临床医学、纸质载体与数字出版的完美结合。

初稿完成后，经过层层筛选和评审，该丛书获得了国家出版基金的资助。这充分体现了行业主管部门和相关评审专家对该丛书编写工作的肯定和支持。期待丛书出版后能得到每一位读者的肯定和支持。

丛书编写委员会顾问

名誉顾问（按姓氏笔画排序）

马 丁 院士　　王 俊 院士　　田 伟 院士　　胡盛寿 院士

郭应禄 院士　　黄荷凤 院士　　戴尅戎 院士

顾问（按姓氏笔画排序）

马建民	首都医科大学附属北京同仁医院	**冯杰雄**	华中科技大学同济医学院附属同济医院
王 硕	首都医科大学附属北京天坛医院	**朱 兰**	北京协和医院
王宁利	首都医科大学附属北京同仁医院	**庄 建**	广东省人民医院
王雨生	空军军医大学西京医院	**刘中民**	上海市东方医院
王国斌	华中科技大学同济医学院附属协和医院	**刘伦旭**	四川大学华西医院
王建六	北京大学人民医院	**刘继红**	华中科技大学同济医学院附属同济医院
王深明	中山大学附属第一医院	**李华伟**	复旦大学附属眼耳鼻喉科医院
王辉山	中国人民解放军北部战区总医院	**李青峰**	上海交通大学医学院附属第九人民医院
毛 颖	复旦大学附属华山医院	**吴文铭**	北京协和医院
毛友生	中国医学科学院肿瘤医院	**吴新宝**	北京积水潭医院
孔维佳	华中科技大学同济医学院附属协和医院	**谷涌泉**	首都医科大学宣武医院

辛世杰	中国医科大学附属第一医院	**敖英芳**	北京大学第三医院
沈 铿	北京协和医院	**徐国兴**	福建医科大学附属第一医院
张建宁	天津医科大学总医院	**翁习生**	北京协和医院
张潍平	首都医科大学附属北京儿童医院	**郭 卫**	北京大学人民医院
陈 忠	首都医科大学附属北京安贞医院	**唐康来**	陆军军医大学西南医院
陈规划	中山大学附属第三医院	**龚树生**	首都医科大学附属北京友谊医院
邵增务	华中科技大学同济医学院附属协和医院	**董念国**	华中科技大学同济医学院附属协和医院
金 杰	北京大学第一医院	**蒋 沁**	南京医科大学附属眼科医院
胡三元	山东大学齐鲁医院	**蒋 青**	南京大学医学院附属鼓楼医院
姜春岩	北京积水潭医院	**雷光华**	中南大学湘雅医院
贺西京	西安交通大学第二附属医院	**魏 强**	四川大学华西医院

丛书目录

妇产科手绘手术图谱 —— 精准手绘＋操作视频＋要点注释

眼科手绘手术图谱 —— 精准手绘＋操作视频＋要点注释

耳鼻咽喉科手绘手术图谱 —— 精准手绘＋操作视频＋要点注释

神经外科手绘手术图谱 —— 精准手绘＋操作视频＋要点注释

胸外科手绘手术图谱 —— 精准手绘＋操作视频＋要点注释

心脏外科手绘手术图谱 —— 精准手绘＋操作视频＋要点注释

普通外科手绘手术图谱 —— 精准手绘＋操作视频＋要点注释

泌尿外科手绘手术图谱 —— 精准手绘＋操作视频＋要点注释

肛肠外科手绘手术图谱 —— 精准手绘＋操作视频＋要点注释

骨科手绘手术图谱 —— 精准手绘＋操作视频＋要点注释

整形外科手绘手术图谱 —— 精准手绘＋操作视频＋要点注释

序

手术是外科、妇产科、眼科、耳鼻喉科等专科治疗疾病的主要方法，也是每一位手术医师必备的能力。这种能力的培养是一个循序渐进的过程，需要将前辈们的学术思想、人文精神、临床经验及手术技巧等提炼并加以融合，精益求精，旨在提高手术治疗的效果。

手术技术的传承需要传帮带，需要良师益友，需要一本好的手术图谱以供参考。要把临床手术以深入浅出的方式讲明白，一定要"图文并茂"，如果能做到图、文和视频相结合则是最理想的呈现方式。随着数码技术的发展，手术照片图的获取比较容易，但对于初学者和低年资医师来说，照片图对手术野解剖结构的呈现不够清晰，手绘线条图则能更好地帮助读者明确手术区域的解剖结构，掌握手术的基本操作步骤。此外，手术操作从某种角度来说是一个局部结构重塑整形的过程，带着美术创作的理念进行手术操作也是每一个优秀的手术医师需要培养的软实力。再者，对于读者来说，手术全过程的浏览，有助于把握手术的全貌，是非常必要的。

为了解决以上核心问题，该套丛书的编写团队不仅包括外科知名专家团队，还组建了优秀的医学美术团队，以及手术视频制作的 IT 技术团队。10 000 余幅手绘插图精准地展示了手术入路和解剖层次结构，1 000 余种手术要点的讲解凝聚了编者多年的临床经验，100 多种常规手术操作视频呈现了临床手术的全程操作技巧。该丛书以图、文、视频全面展示的方式，将手术操作理论与实践有机结合，将医学与美学完美融合，让读者在掌握手术操作的同时也感受到美学的熏陶，并将美学逐步内化到具体的手术操作中去。

善于继承才能善于创新，基于本来才能开辟未来。该丛书的编写是基于前辈智慧的传承与创新，是在继承中转化，是在学习中超越。丛书体现了每位编者的创新性，更体现了编写团队 300 多位专家充分沟通、密切合作的集成性。丛书编写的背后凝结了全体创作者多年的心血和汗水，蕴含了临床专家、医学美术和视频拍摄人员的精诚合作，体现了薪火相传的大国工匠精神。

期待该丛书能在知识的传播、文化的传承中结出硕果，以更好地满足人民对医疗卫生服务的新期待！

陈孝平
中国科学院院士

前　言

随着信息技术的发展，胸外科医生学习胸腔镜手术的渠道越来越广，除了日常工作时亲身实践，还可以参加各种胸外科学术交流会议。但是，由于胸外科解剖关系相对复杂，知识更新快，尤其是胸腔镜手术术野狭小，因此学习手术的难度较大，为此我们编绘了这本《胸外科手绘手术图谱——精准手绘+操作视频+要点注释》。本书以胸腔镜手术为主线，从常见胸外科手术方法、步骤及操作技巧等方面论述，力求做到深入浅出，通俗易懂。

胸腔镜手术于20世纪90年代被引入中国，经过20多年的大力发展，手术技术不断提高，适应证不断扩大，目前已成为胸外科标准术式。随着近年来胸外科患者数量的增加，越来越多的青年外科医生投身于胸外科专业，他们满怀热情，不但继承了老一辈专家胸腔镜手术技巧，而且大胆创新，更加速了胸部微创外科的发展。

为了让医学生和胸外科医生更好地掌握解剖结构，进而加深对胸外科手术的理解，我们根据多年临床经验和体会，紧跟当前胸外科学最新发展，精心编绘此书。本书涵盖了胸外专业常见各类肿瘤相关胸腔镜手术，包括肺部肿瘤、纵隔肿瘤及食管肿瘤，其中肺部肿瘤及纵隔肿瘤均为单孔胸腔镜下手术。本书采用精心绘制的线条图，解剖结构更加清晰，图文并茂，使读者对于理解手术操作更加直观明了。通过阅读本书，可使医学生及刚接触胸外科的临床医生直观地了解胸腔镜手术过程，快速提高手术水平。该手术图谱是目前国内第一部手绘胸腔镜手术学图谱，配合手术视频，相当于理论联系实际，希望对广大医学生和胸外科医生有所帮助。

鉴于胸腔镜手术技术的进步，加之编者水平有限，时间仓促，本书必定存在诸多不足及缺陷，恳请各位专家同道批评指正。

编　者

2023 年 4 月

目　录

第一章	第一节	右肺上叶切除术	002
胸腔镜肺手术	第二节	右肺中叶切除术	012
	第三节	右肺下叶切除术	021
	第四节	左肺上叶切除术	026
	第五节	左肺下叶切除术	033
	第六节	右肺上叶尖段切除术	038
	第七节	右肺上叶后段切除术	048
	第八节	右肺上叶前段切除术	057
	第九节	左肺上叶尖后段切除术	067
	第十节	左肺上叶前段切除术	075
	第十一节	左肺上叶舌段切除术	081
	第十二节	下叶背段切除术	086
	第十三节	右全肺切除术	091
	第十四节	左全肺切除术	099
	第十五节	肺叶部分切除术	106
第二章	第一节	食管癌根治术	110
胸腔镜食管手术	第二节	食管良性肿瘤切除术	133

第三章

淋巴结清扫术

第一节	左第7组淋巴结清扫术	138
第二节	左第4L、5、6组淋巴结清扫术	141
第三节	右第7组淋巴结清扫术	144
第四节	右第2、4R组淋巴结清扫术	147

第四章

胸腔镜全胸腺切除术
（右胸入路）　　　　　　　　　　　151

参考文献　　　　　　　　　　　161

正文中融合的手术视频　　　　　　　163

登录中华临床影像库步骤　　　　　　165

第一章

胸腔镜肺手术

第一节

右肺上叶切除术

▼

第二节

右肺中叶切除术

▼

第三节

右肺下叶切除术

▼

第四节

左肺上叶切除术

▼

第五节

左肺下叶切除术

▼

第六节

右肺上叶尖段切除术

▼

第七节

右肺上叶后段切除术

▼

第八节

右肺上叶前段切除术

▼

第九节

左肺上叶尖后段切除术

▼

第十节

左肺上叶前段切除术

第十一节

左肺上叶舌段切除术

▼

第十二节

下叶背段切除术

▼

第十三节

右全肺切除术

▼

第十四节

左全肺切除术

▼

第十五节

肺叶部分切除术

扫描二维码，
观看本书所有
手术视频

第一节　　　右肺上叶切除术

适 应 证

❶ 右肺上叶恶性肿瘤

（1）原发性肺癌：早期非小细胞肺癌，$T_{1\sim3}N_{0\sim1}M_0$，或孤立的单站N_2淋巴结肿大的ⅢA期病例。新辅助化疗或放化疗后，也可试行胸腔镜手术。

（2）肺转移瘤：原发灶控制良好，没有肺外转移，病变局限于右肺上叶，手术能够切除所有病灶，但无法通过有限的肺切除，如楔形切除等完成时，可以通过胸腔镜右肺上叶切除。

（3）其他肺部恶性肿瘤：类癌、肺母细胞瘤、平滑肌肉瘤、脂肪肉瘤等。

❷ 右肺上叶良性疾病　支气管扩张症、肺囊肿、肺脓肿、肺部真菌病、肺结核或其他分枝杆菌感染、肺隔离症、肺大疱导致的毁损肺、先天性动静脉瘘、肺硬化性血管瘤等。

禁 忌 证

❶ 绝对禁忌证

（1）侵犯纵隔、心脏大血管，或重要的神经，如喉返神经等。

（2）侵犯隆突（气管隆嵴）或气管。

（3）侵犯大范围胸壁，需要进行胸壁重建。

❷ 相对禁忌证

（1）多站淋巴结转移。

（2）纵隔淋巴结结核或钙化，与周围血管或支气管界限不清。

（3）既往有患侧胸部手术史，或者胸膜感染史，胸膜肥厚粘连严重，胸腔镜不能进入者。

（4）纵隔放疗后。

❸ 其他禁忌证

（1）一般情况差，心、肺功能严重损害、恶病质，不能耐受手术者。

（2）肺功能严重下降，不能耐受单肺通气者。

（3）心血管系统严重疾患：①近3个月内发生急性心肌梗死者。②近期内有严重的心绞痛反复发作者。③全心衰竭伴心脏明显扩大，心功能Ⅲ级以上者。④有严重的室性心律失常者。

（4）凝血机制障碍者。

（5）各种原因所致气管、支气管严重畸形，无法行双腔气管插管或单侧支气管插管者。

（6）休克患者，经输液输血未能缓解者。

（7）严重感染未控制者。

麻　　醉　全身麻醉，双腔气管插管，左侧单肺通气。

体位及切口　左侧卧位，腋下垫软枕，双侧上肢水平前伸，曲肘。取右侧腋后线始向前第5肋间切口3~5cm（图1-1-1，图1-1-2）。

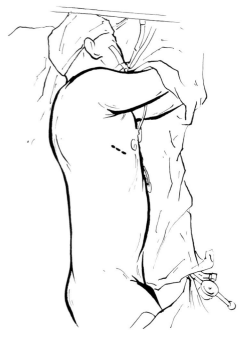

图 1-1-1

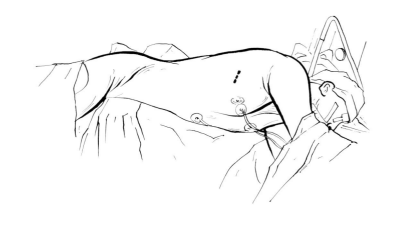

图 1-1-2

手术步骤

ER 1-1-1
右肺上叶切
除术

❶ 入胸后，将肺组织牵向头侧，游离下肺韧带（图1-1-3）。

❷ 将肺组织牵向前方，切开后纵隔胸膜（图1-1-4）。

❸ 切除9组淋巴结（图1-1-5）。

❹ 向上游离到奇静脉下缘（图1-1-6）。

❺ 肺组织牵向后方，在肺静脉及膈神经之间切开前纵隔胸膜（图1-1-7）。

❻ 切除10组淋巴结（图1-1-8）。

❼ 游离上肺静脉与肺中叶静脉之间的间隙，明确肺中叶静脉和上肺静脉
（图1-1-9）。

❽ 充分切开上肺静脉外膜，显露右肺上叶尖前段动脉（图1-1-10）。

❾ 用长弯钳游离上肺静脉（图1-1-11）。

❿ 用腔镜直线切割吻合器切断上肺静脉（图1-1-12）。

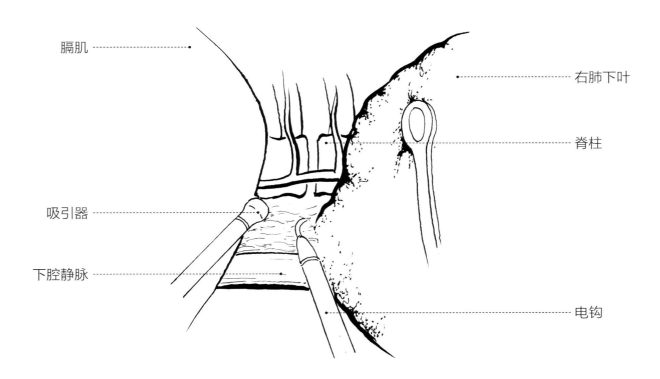

膈肌

右肺下叶

脊柱

吸引器

下腔静脉

电钩

图 1-1-3

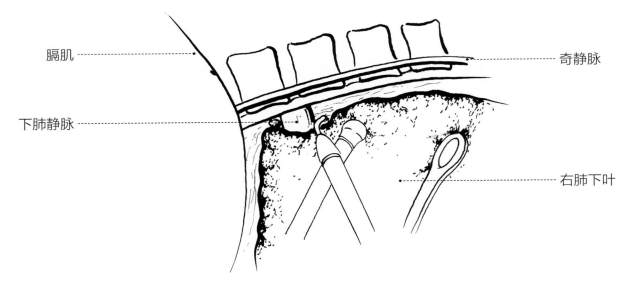

膈肌 -------   ------- 奇静脉

下肺静脉 -------   ------- 右肺下叶

图 1-1-4

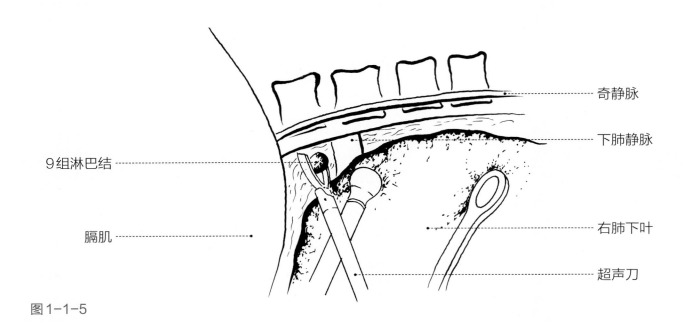

                 ------- 奇静脉

                 ------- 下肺静脉

9组淋巴结 -------

膈肌 -------   ------- 右肺下叶

                 ------- 超声刀

图 1-1-5

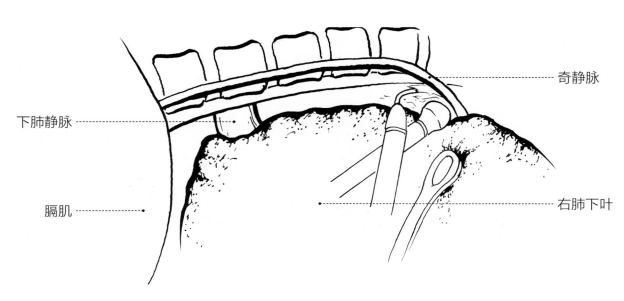

                 ------- 奇静脉

下肺静脉 -------

膈肌 -------   ------- 右肺下叶

图 1-1-6

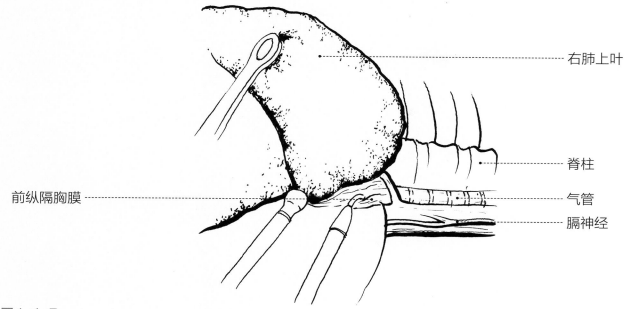

前纵隔胸膜 ————————————————— 右肺上叶

脊柱

气管

膈神经

图 1-1-7

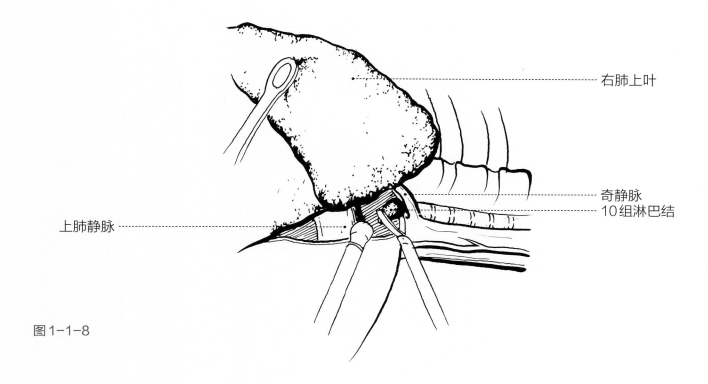

右肺上叶

上肺静脉 ————————————————— 奇静脉

10组淋巴结

图 1-1-8

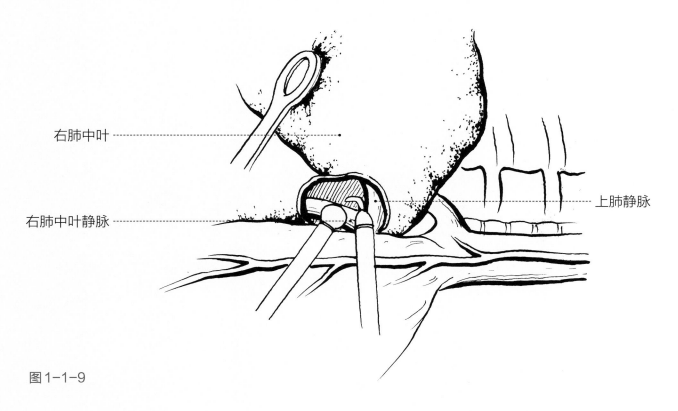

右肺中叶 ————————————————— 上肺静脉

右肺中叶静脉

图 1-1-9

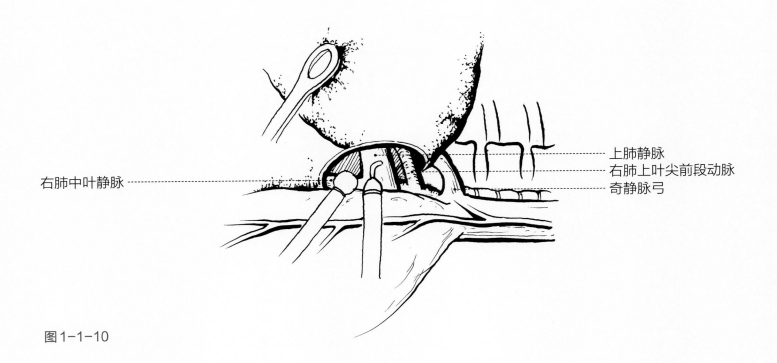

右肺中叶静脉 ----------

上肺静脉
右肺上叶尖前段动脉
奇静脉弓

图 1-1-10

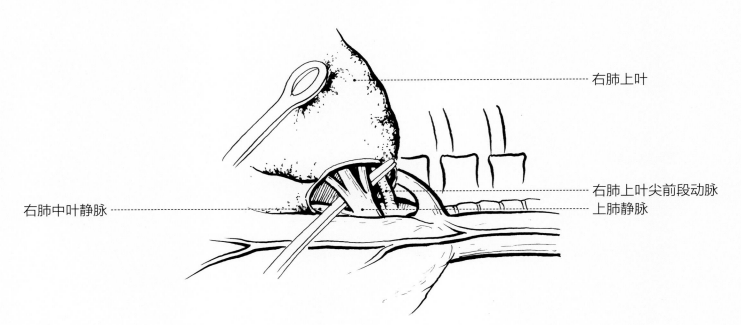

右肺中叶静脉 ----------

右肺上叶

右肺上叶尖前段动脉
上肺静脉

图 1-1-11

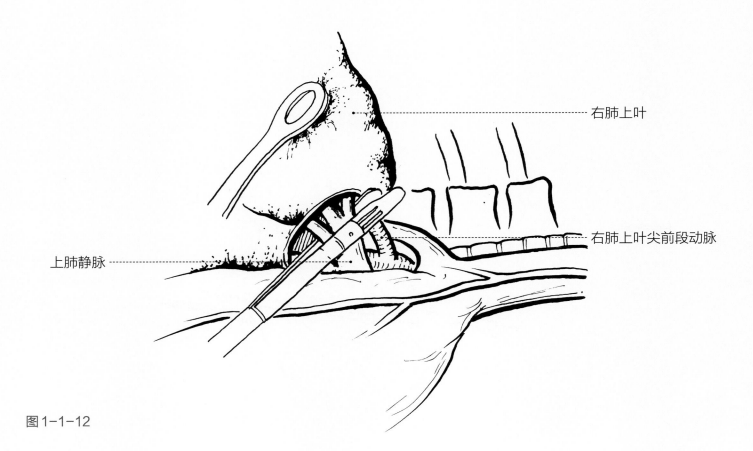

右肺上叶

上肺静脉 ----------

右肺上叶尖前段动脉

图 1-1-12

⑪ 用长弯钳游离右肺上叶尖前段动脉（图1-1-13）。

⑫ 用腔镜直线切割吻合器切断右肺上叶尖前段动脉（图1-1-14）。

⑬ 切开叶间胸膜（图1-1-15）。

⑭ 切开肺动脉外膜，仔细游离确认后升支动脉、背段动脉、基底段动脉和中叶动脉（图1-1-16）。

⑮ 切除中叶动脉与肺动脉干之间的12组淋巴结（图1-1-17）。

⑯ 注意保护背段动脉及后升支动脉，建立背侧斜裂隧道（图1-1-18）。

⑰ 用腔镜直线切割吻合器切断背侧斜裂（图1-1-19）。

⑱ 注意保护中叶动脉，建立水平裂隧道（图1-1-20）。

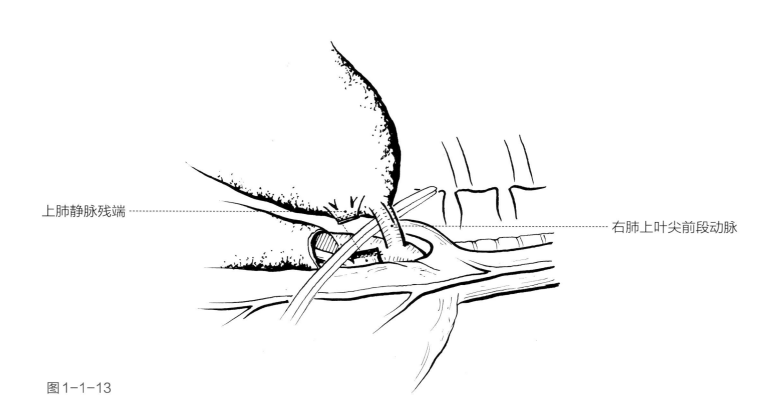

上肺静脉残端 ⸱⸱⸱⸱⸱⸱⸱⸱⸱⸱⸱⸱⸱⸱⸱⸱⸱⸱⸱⸱⸱⸱⸱⸱⸱⸱⸱⸱⸱⸱⸱⸱⸱⸱⸱⸱⸱⸱⸱ 右肺上叶尖前段动脉

图1-1-13

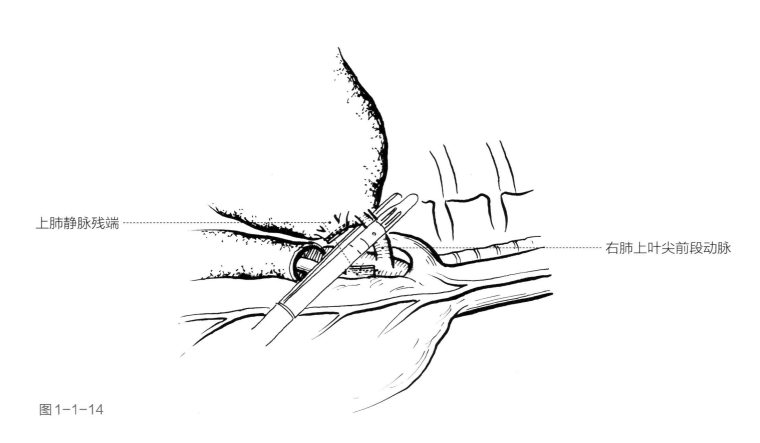

上肺静脉残端 ⸱⸱⸱⸱⸱⸱⸱⸱⸱⸱⸱⸱⸱⸱⸱⸱⸱⸱⸱⸱⸱⸱⸱⸱⸱⸱⸱⸱⸱⸱⸱⸱⸱⸱⸱⸱⸱⸱⸱ 右肺上叶尖前段动脉

图1-1-14

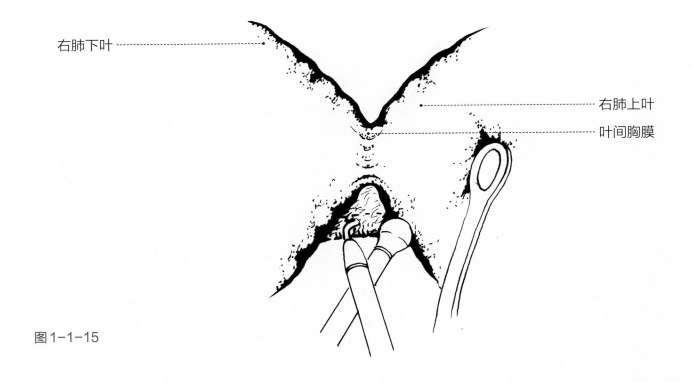

右肺下叶

右肺上叶

叶间胸膜

图 1-1-15

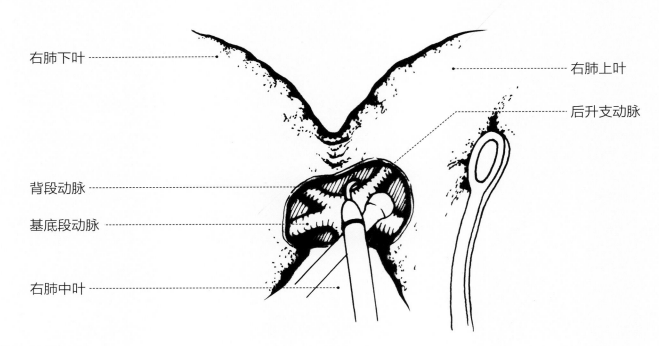

右肺下叶

右肺上叶

后升支动脉

背段动脉

基底段动脉

右肺中叶

图 1-1-16

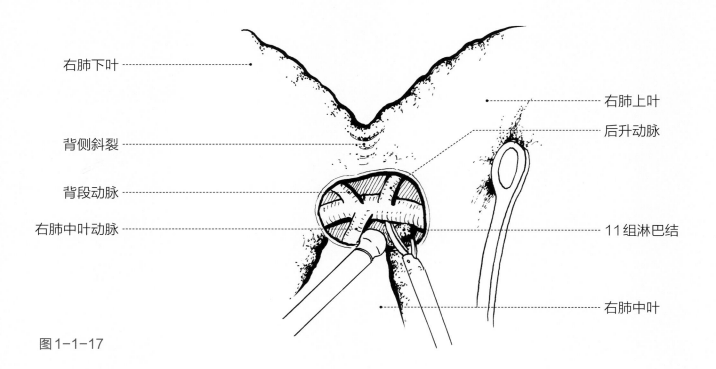

右肺下叶

右肺上叶

背侧斜裂

后升动脉

背段动脉

右肺中叶动脉

11组淋巴结

右肺中叶

图 1-1-17

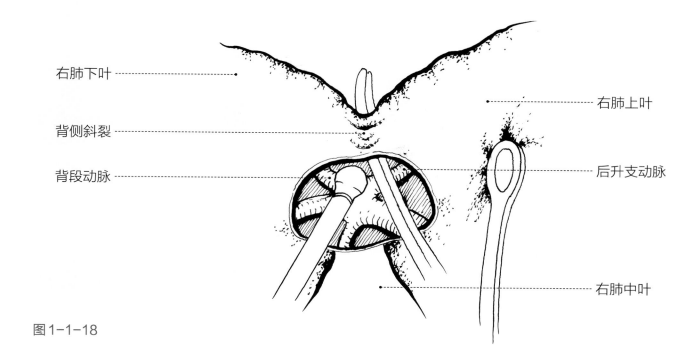

右肺下叶 —— 背侧斜裂 —— 背段动脉 ——

—— 右肺上叶

—— 后升支动脉

—— 右肺中叶

图 1-1-18

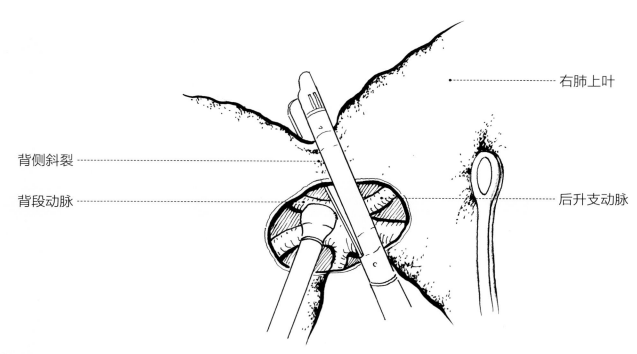

背侧斜裂 —— 背段动脉 ——

—— 右肺上叶

—— 后升支动脉

图 1-1-19

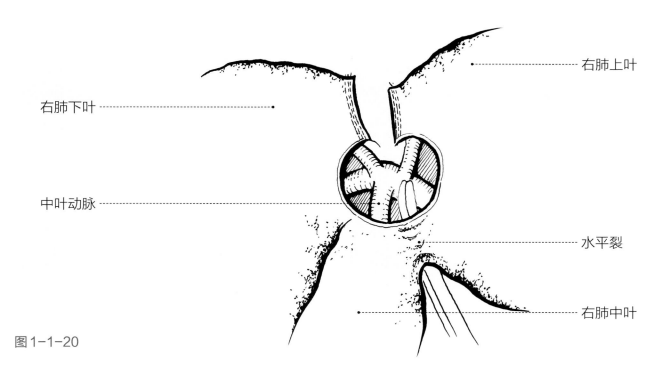

右肺下叶 ——

中叶动脉 ——

—— 右肺上叶

—— 水平裂

—— 右肺中叶

图 1-1-20

⑲ 用腔镜直线切割吻合器切断水平裂（图1-1-21）。

⑳ 游离后升支动脉（图1-1-22）。

㉑ 用腔镜直线切割吻合器切断后升支动脉（图1-1-23）。

㉒ 游离上叶支气管，用超声刀切除11组淋巴结（图1-1-24）。

㉓ 游离右肺上叶支气管（图1-1-25）。

㉔ 用腔镜直线切割闭合器夹闭右肺上叶支气管，麻醉师吸痰膨肺，中叶及下叶膨胀良好，确认无误后，切断右肺上叶支气管（图1-1-26）。

㉕ 右肺上叶切除术后的肺门图（图1-1-27）。

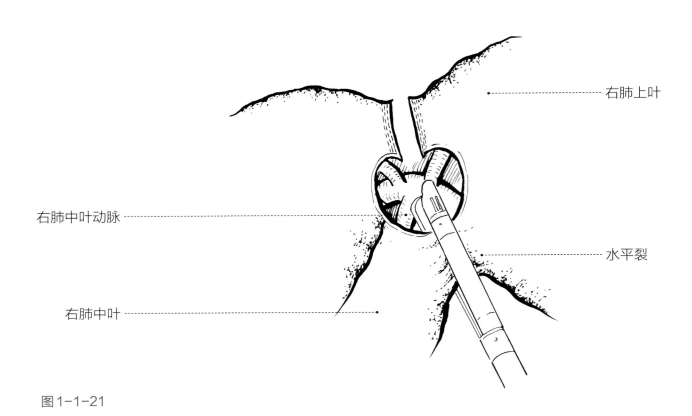

图 1-1-21

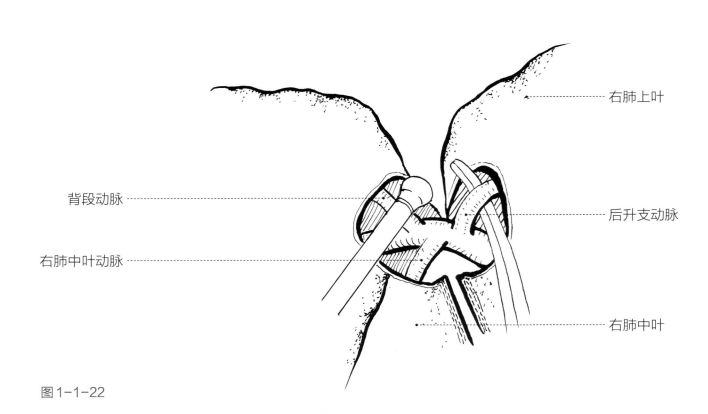

图 1-1-22

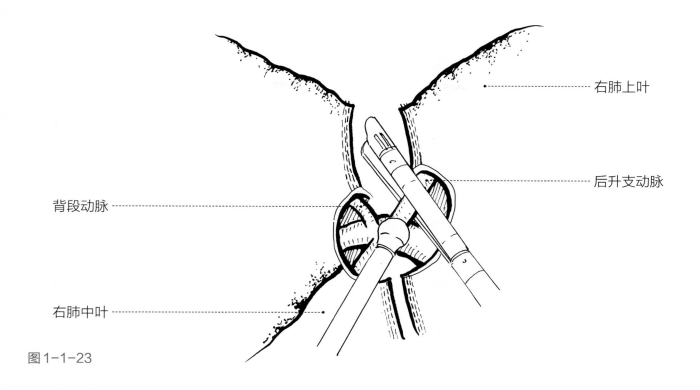

右肺上叶

后升支动脉

背段动脉

右肺中叶

图 1-1-23

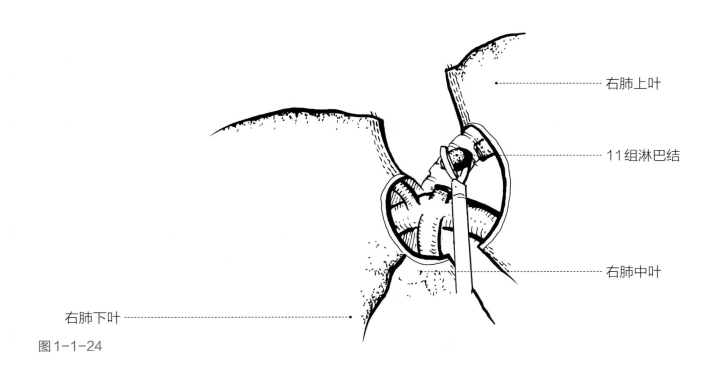

右肺上叶

11组淋巴结

右肺中叶

右肺下叶

图 1-1-24

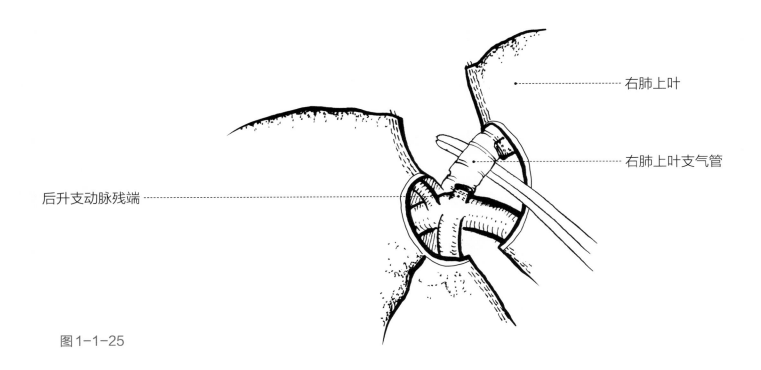

右肺上叶

右肺上叶支气管

后升支动脉残端

图 1-1-25

011

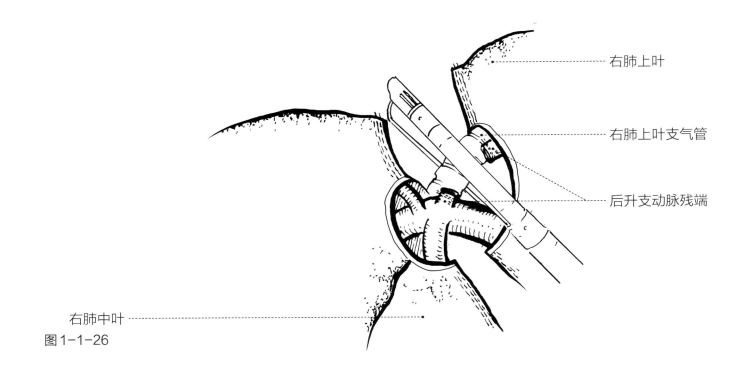

右肺上叶

右肺上叶支气管

后升支动脉残端

右肺中叶

图1-1-26

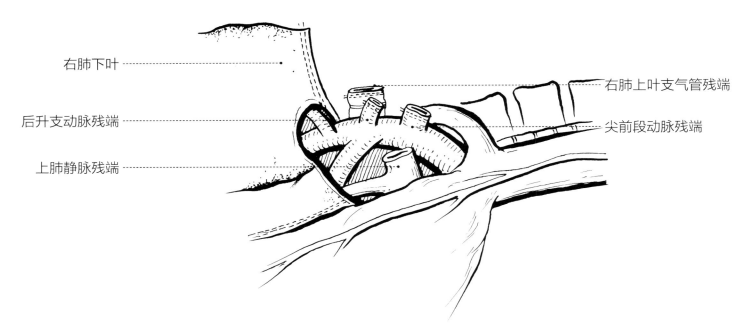

右肺下叶

后升支动脉残端

上肺静脉残端

右肺上叶支气管残端

尖前段动脉残端

图1-1-27

第二节 右肺中叶切除术

适 应 证 ❶ 右肺中叶恶性肿瘤

（1）原发性肺癌：早期非小细胞肺癌，$T_{1-3}N_{0-1}M_0$，或孤立的单站N_2淋巴结肿大的ⅢA期病例。新辅助化疗或放化疗后，也可试行胸腔镜手术。

（2）肺转移瘤：原发灶控制良好，没有肺外转移，病变局限于右肺中叶，手术能够切除所有病灶，但无法通过有限的肺切除，如楔形切除等完成时，可以通过胸腔镜右肺中叶切除。

（3）其他肺部恶性肿瘤：类癌、肺母细胞瘤、平滑肌肉瘤、脂肪肉瘤等。

❷ 右肺中叶良性疾病 支气管扩张症、肺囊肿、肺脓肿、肺部真菌病、肺

结核或其他分枝杆菌感染、肺隔离症、肺大疱导致的毁损肺、先天性动静脉瘘、肺硬化性血管瘤等。

禁 忌 证

❶ 绝对禁忌证

（1）侵犯纵隔、心脏大血管，或重要的神经，如喉返神经等。

（2）侵犯隆突或气管。

（3）侵犯大范围胸壁，需要进行胸壁重建。

❷ 相对禁忌证

（1）多站淋巴结转移。

（2）纵隔淋巴结结核或钙化，与周围血管或支气管界限不清。

（3）既往有患侧胸部手术史，或者胸膜感染史，胸膜肥厚粘连严重，胸腔镜不能进入者。

（4）纵隔放疗后。

❸ 其他禁忌证

（1）一般情况差，心、肺功能严重损害、恶病质，不能耐受手术者。

（2）肺功能严重下降，不能耐受单肺通气者。

（3）心血管系统严重疾患：①近3个月内发生急性心肌梗死者。②近期内有严重的心绞痛反复发作者。③全心衰竭伴心脏明显扩大，心功能Ⅲ级以上者。④有严重的室性心律失常者。

（4）凝血机制障碍者。

（5）各种原因所致气管、支气管严重畸形，无法行双腔气管插管或单侧支气管插管者。

（6）休克患者，经输液输血未能缓解者。

（7）严重感染未控制者。

麻　　醉 全身麻醉，双腔气管插管，左侧单肺通气。

体位及切口 左侧卧位，腋下垫软枕，双侧上肢水平前伸，曲肘。取右侧腋后线始向前第4肋间切口3~5cm。

手术步骤

ER 1-2-1
右肺中叶切
除术

❶ 入胸后，将肺组织牵向头侧，游离下肺韧带（图1-2-1）。

❷ 将肺组织牵向前方，切开后纵隔胸膜（图1-2-2）。

❸ 切除9组淋巴结（图1-2-3）。

❹ 向上游离到奇静脉下缘（图1-2-4）。

❺ 肺组织牵向后方，在肺静脉及膈神经之间切开前纵隔胸膜（图1-2-5）。

❻ 游离右肺中叶静脉表面胸膜（图1-2-6）。

❼ 游离上肺静脉与肺中叶静脉之间的间隙，明确肺中叶静脉和上肺静脉（图1-2-7）。

❽ 超声刀切除12组淋巴结（图1-2-8）。

❾ 用直角钳游离右肺中叶静脉（图1-2-9）。

❿ 用7号丝线在右肺中叶静脉近心端结扎（图1-2-10）。

⓫ 7号丝线分别在右肺中叶静脉近心端和远心端结扎后，用超声刀离断右肺中叶静脉（图1-2-11）。

⓬ 用电钩游离中叶支气管表面胸膜（图1-2-12）。

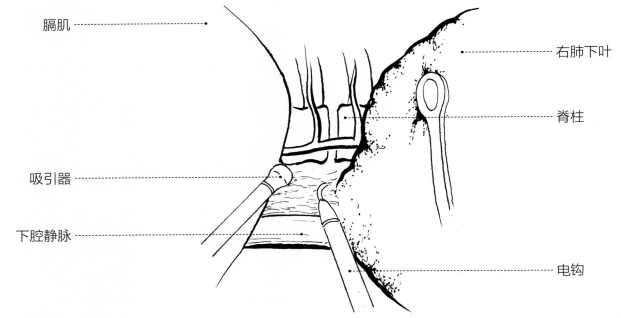

膈肌 - - - - - - - - - -

右肺下叶 - - - - - - - - -

脊柱 - - - - - - - - - -

吸引器 - - - - - - - - - -

下腔静脉 - - - - - - - - -

电钩 - - - - - - - - - -

图1-2-1

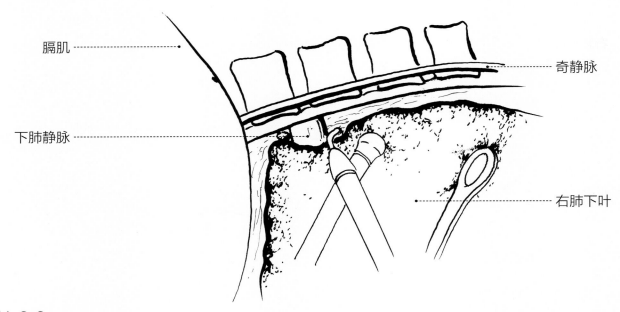

膈肌 - - - - - - - - - -

奇静脉 - - - - - - - - - -

下肺静脉 - - - - - - - - -

右肺下叶 - - - - - - - - -

图1-2-2

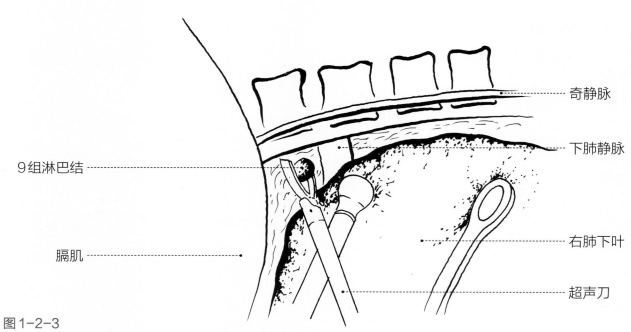

9组淋巴结 - - - - - - - -

奇静脉 - - - - - - - - - -

下肺静脉 - - - - - - - - -

右肺下叶 - - - - - - - - -

膈肌 - - - - - - - - - -

超声刀 - - - - - - - - - -

图1-2-3

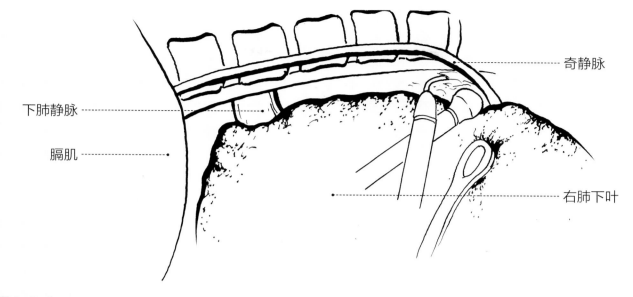

下肺静脉

膈肌

奇静脉

右肺下叶

图 1-2-4

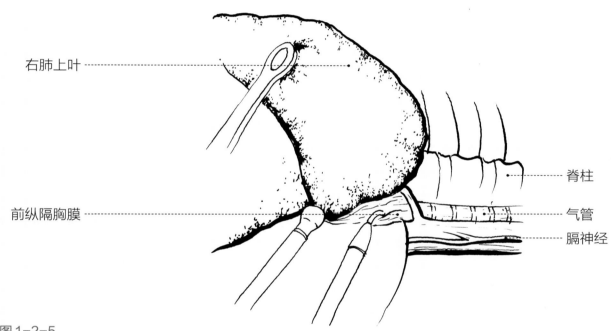

右肺上叶

前纵隔胸膜

脊柱

气管

膈神经

图 1-2-5

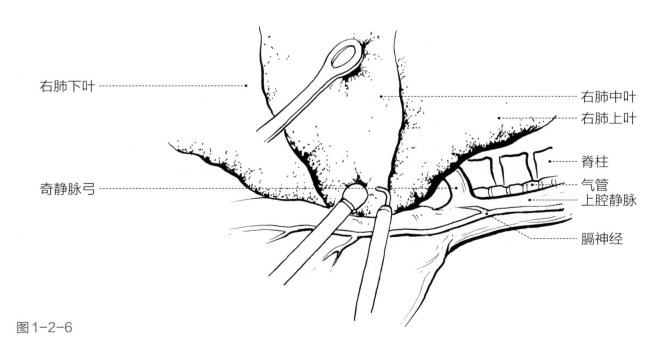

右肺下叶

奇静脉弓

右肺中叶

右肺上叶

脊柱

气管

上腔静脉

膈神经

图 1-2-6

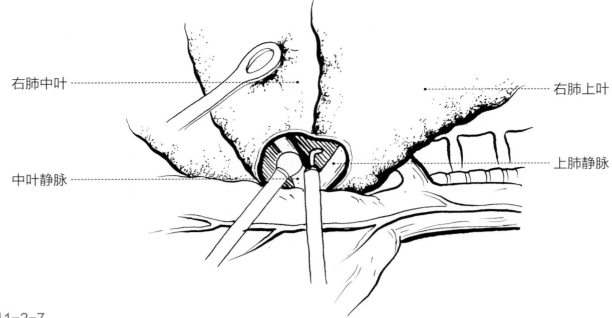

右肺中叶 .... 　　　　　　　　　　　　　............ 右肺上叶

中叶静脉 .... 　　　　　　　　　　　　　............ 上肺静脉

图 1-2-7

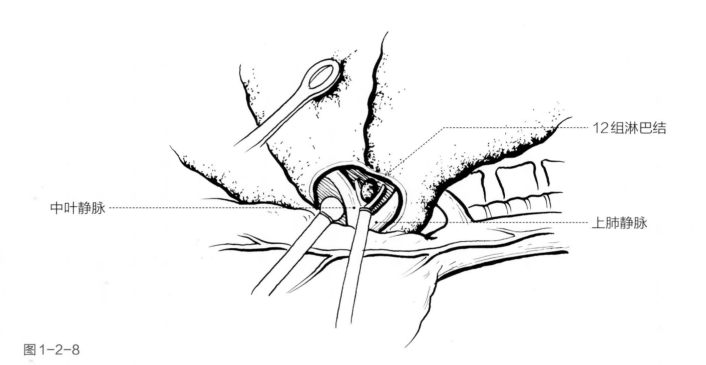

　　　　　　　　　　　　　............ 12组淋巴结

中叶静脉 .... 　　　　　　　　　　　　　............ 上肺静脉

图 1-2-8

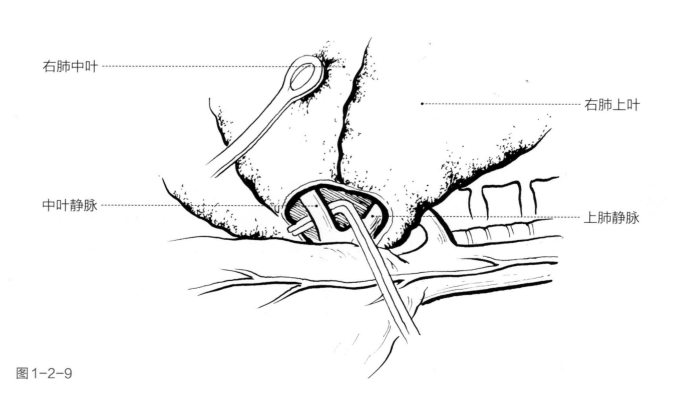

右肺中叶 .... 　　　　　　　　　　　　　............ 右肺上叶

中叶静脉 .... 　　　　　　　　　　　　　............ 上肺静脉

图 1-2-9

右肺中叶 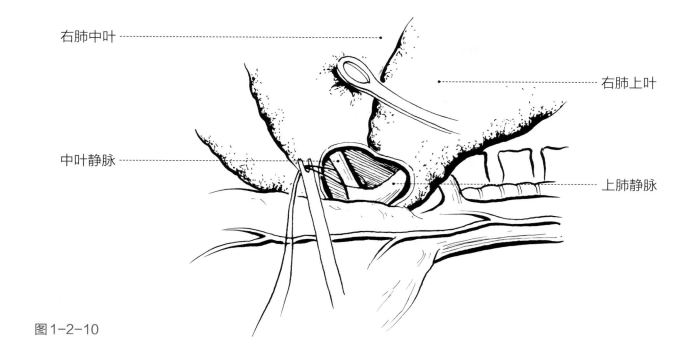 右肺上叶

中叶静脉

上肺静脉

图 1-2-10

右肺中叶 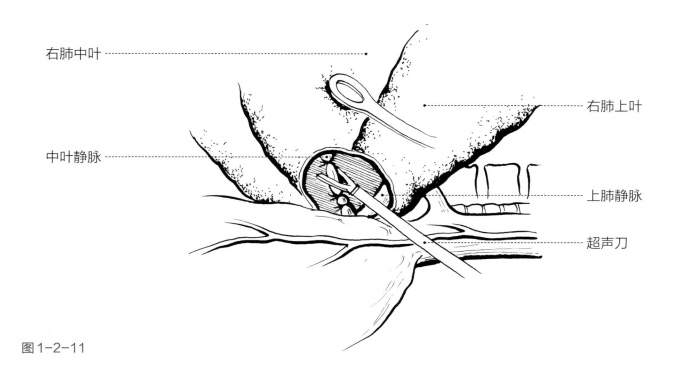 右肺上叶

中叶静脉

上肺静脉

超声刀

图 1-2-11

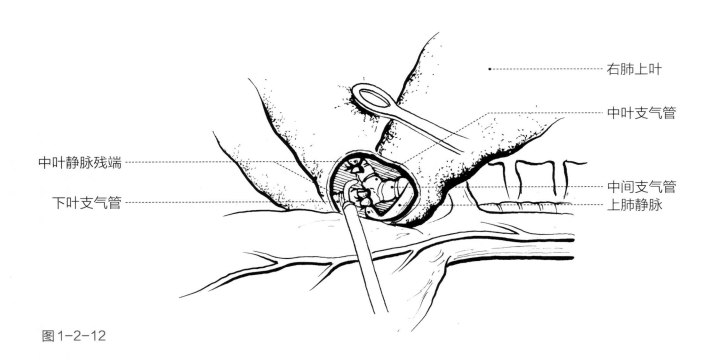 右肺上叶

中叶支气管

中叶静脉残端

下叶支气管

中间支气管

上肺静脉

图 1-2-12

⓭ 切开叶间胸膜（图1-2-13）。

⓮ 切开肺动脉外膜，仔细游离确认后升支动脉、背段动脉和中叶动脉（图1-2-14）。

⓯ 切除中叶动脉与肺动脉干之间的12组淋巴结（图1-2-15）。

⓰ 用长弯钳游离中叶动脉（图1-2-16）。

⓱ 用腔镜直线切割吻合器切断中叶动脉（图1-2-17）。

⓲ 用超声刀切除中叶支气管周围的淋巴结（图1-2-18）。

⓳ 用直角钳游离右肺中叶支气管（图1-2-19）。

⓴ 用腔镜直线切割吻合器夹闭右肺中叶支气管，麻醉师吸痰膨肺，上叶及下叶膨胀良好，确认无误后，切闭分离右肺上叶支气管（图1-2-20）。

㉑ 右肺中叶切除术后的肺门（图1-2-21）。

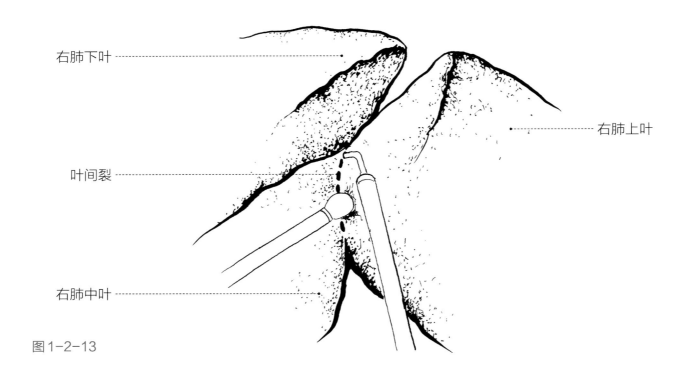

图1-2-13

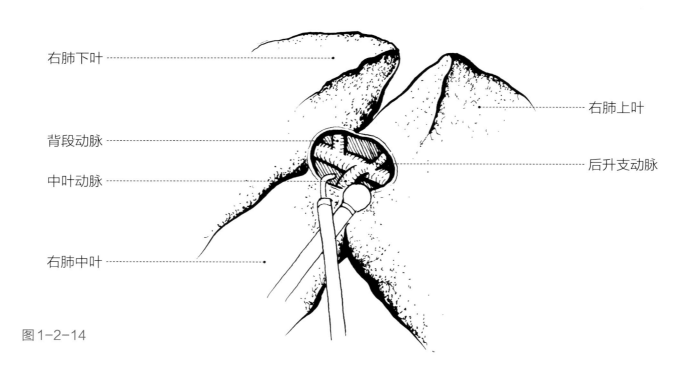

图1-2-14

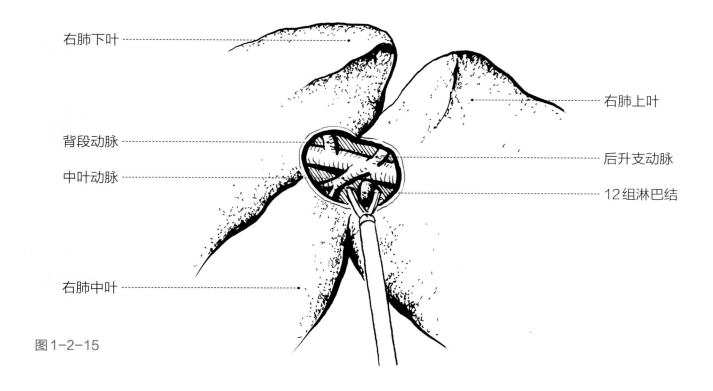

右肺下叶 ...

右肺上叶

背段动脉 ...

后升支动脉

中叶动脉 ...

12组淋巴结

右肺中叶 ...

图 1-2-15

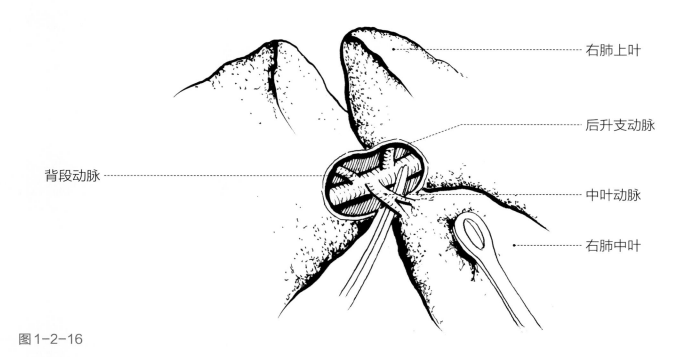

右肺上叶

后升支动脉

背段动脉 ...

中叶动脉

右肺中叶

图 1-2-16

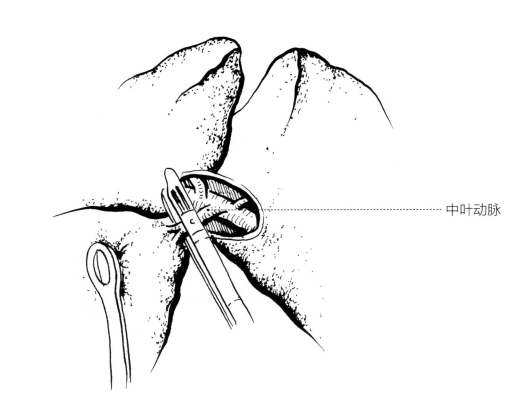

中叶动脉

图 1-2-17

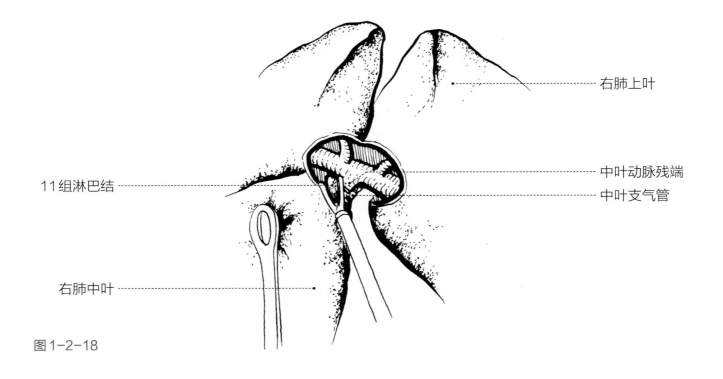

11组淋巴结 —————— 右肺上叶

中叶动脉残端

中叶支气管

右肺中叶 —————

图 1-2-18

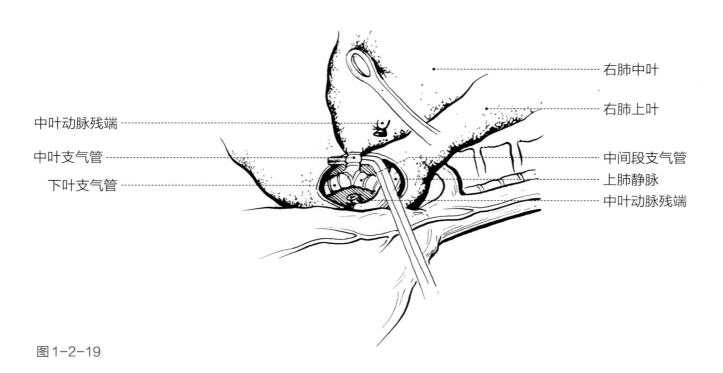

中叶动脉残端 ————— 右肺中叶

中叶支气管 ————— 右肺上叶

下叶支气管 ————— 中间段支气管

上肺静脉

中叶动脉残端

图 1-2-19

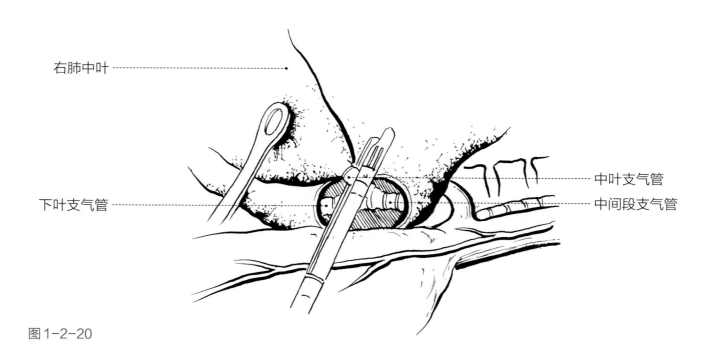

右肺中叶 —————

下叶支气管 ————— 中叶支气管

中间段支气管

图 1-2-20

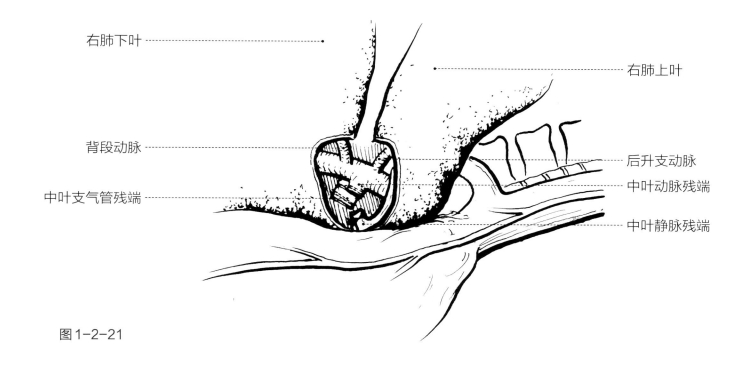

右肺下叶

背段动脉

中叶支气管残端

右肺上叶

后升支动脉

中叶动脉残端

中叶静脉残端

图 1-2-21

第三节　右肺下叶切除术

适应证

❶ 右肺下叶恶性肿瘤

（1）原发性肺癌：早期非小细胞肺癌，$T_{1\sim3}N_{0\sim1}M_0$，或孤立的单站N_2淋巴结肿大的ⅢA期病例。新辅助化疗或放化疗后，也可试行胸腔镜手术。

（2）肺转移瘤：原发灶控制良好，没有肺外转移，病变局限于右肺下叶，手术能够切除所有病灶，但无法通过有限的肺切除，如楔形切除等完成时，可以通过胸腔镜右肺下叶切除。

（3）其他肺部恶性肿瘤：类癌、肺母细胞瘤、平滑肌肉瘤、脂肪肉瘤等。

❷ 右肺下叶良性疾病　支气管扩张症、肺囊肿、肺脓肿、肺部真菌病、肺结核或其他分枝杆菌感染、肺隔离症、肺大疱导致的毁损肺、先天性动静脉瘘、肺硬化性血管瘤等。

禁忌证

❶ 绝对禁忌证

（1）侵犯纵隔、心脏大血管，或重要的神经，如喉返神经等。

（2）侵犯隆突或气管。

（3）侵犯大范围胸壁，需要进行胸壁重建。

❷ 相对禁忌证

（1）多站淋巴结转移。

（2）纵隔淋巴结结核或钙化，与周围血管或支气管界限不清。

（3）既往有患侧胸部手术史，或者胸膜感染史，胸膜肥厚粘连严重，胸腔镜不能进入者。

（4）纵隔放疗后。

❸ 其他禁忌证

（1）一般情况差，心、肺功能严重损害、恶病质，不能耐受手术者。

（2）肺功能严重下降，不能耐受单肺通气者。

（3）心血管系统严重疾患：①近3个月内发生急性心肌梗死者。②近期内有严重的心绞痛反复发作者。③全心衰竭伴心脏明显扩大，心功能Ⅲ级以上者。④有严重的室性心律失常者。

（4）凝血机制障碍者。

（5）各种原因所致气管、支气管严重畸形，无法行双腔气管插管或单侧支气管插管者。

（6）休克患者，经输液输血未能缓解者。

（7）严重感染未控制者。

麻　　醉	全身麻醉，双腔气管插管，左侧单肺通气。
体位及切口	左侧卧位，腋下垫软枕，双侧上肢水平前伸，曲肘。取右侧腋后线始向前第5肋间切口3~5cm。
手术步骤	❶ 入胸后，将肺组织牵向头侧，切断下肺韧带，切除9组淋巴结（图1-3-1，图1-3-2）。
	❷ 将肺组织牵向前方，充分打开肺门前方纵隔胸膜（图1-3-3）。
	❸ 解剖出下肺静脉，并用腔镜直线切割吻合器切断（图1-3-4，图1-3-5）。
	❹ 于水平裂及斜裂交会处打开叶间裂，解剖出肺动脉（图1-3-6）。
	❺ 游离并清除肺动脉旁11组淋巴结，便于后续游离血管操作（图1-3-7，图1-3-8）。
	❻ 分别游离并用腔镜直线切割吻合器切断背侧斜裂及腹侧斜裂（图1-3-9~图1-3-12）。
	❼ 充分游离并暴露背段动脉和基底段动脉（图1-3-13）。
	❽ 用腔镜直线切割吻合器一并切断背段动脉和基底段动脉（图1-3-14）。
	❾ 游离并解剖出右肺下叶支气管（图1-3-15）。
	❿ 用腔镜直线切割吻合器切断右肺下叶支气管，完整切除右肺下叶（图1-3-16，图1-3-17）。

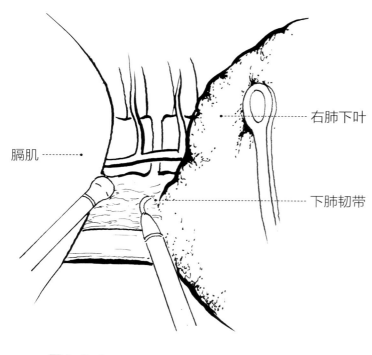

膈肌 ------- 　　　右肺下叶

下肺韧带

图1-3-1

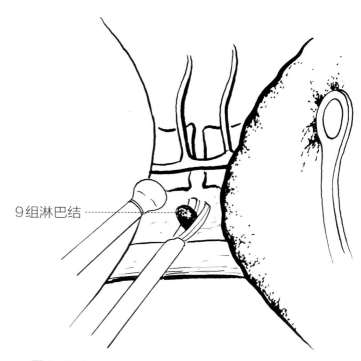

9组淋巴结

图1-3-2

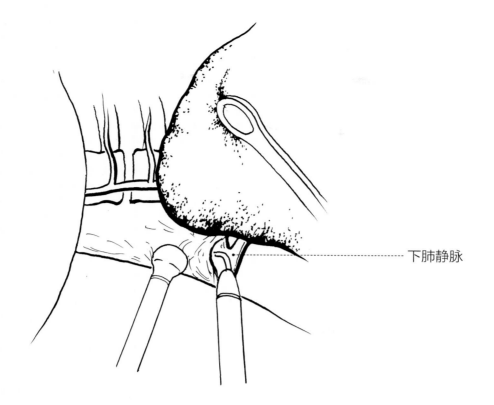

────── 下肺静脉

图1-3-3

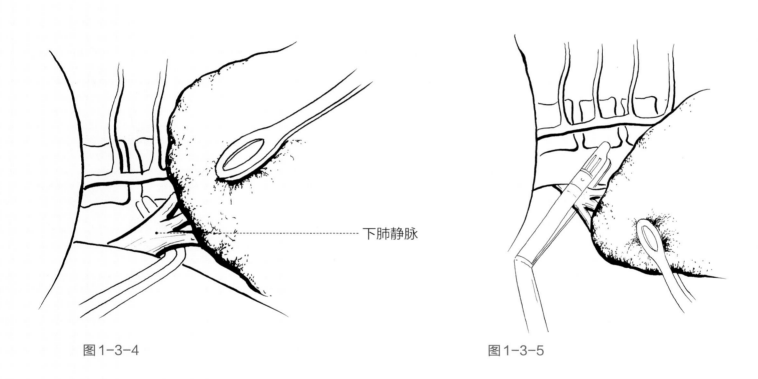

────── 下肺静脉

图1-3-4

图1-3-5

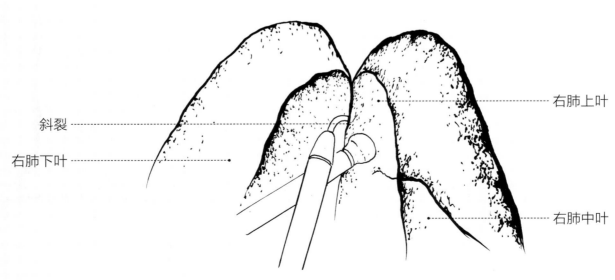

斜裂 ──────

右肺下叶 ──────

────── 右肺上叶

────── 右肺中叶

图1-3-6

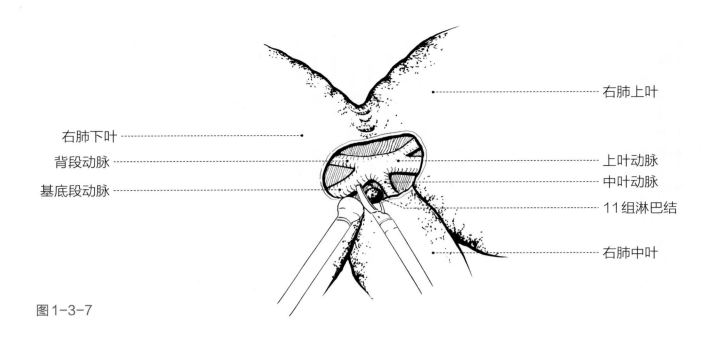

右肺下叶 ⎯⎯⎯⎯⎯⎯⎯⎯⎯⎯
背段动脉 ⎯⎯⎯⎯⎯⎯⎯⎯⎯
基底段动脉 ⎯⎯⎯⎯⎯⎯⎯

右肺上叶
上叶动脉
中叶动脉
11组淋巴结
右肺中叶

图 1-3-7

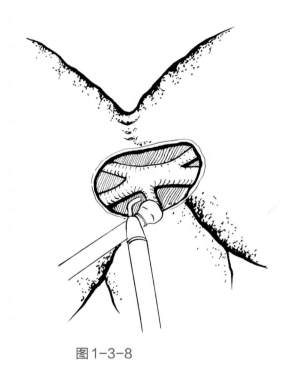

图 1-3-8

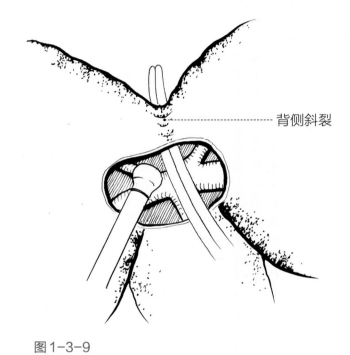

背侧斜裂

图 1-3-9

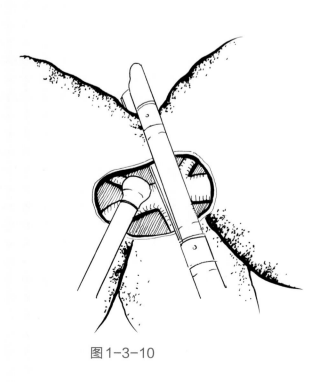

图 1-3-10

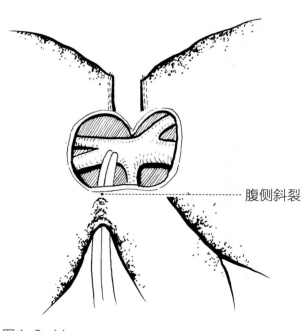

腹侧斜裂

图 1-3-11

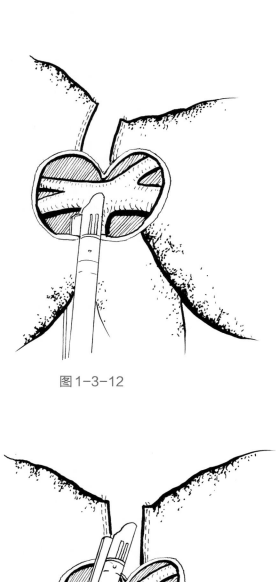

图 1-3-12

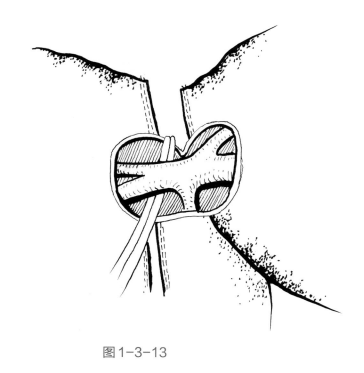

图 1-3-13

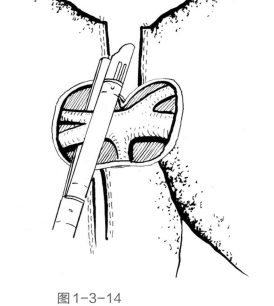

图 1-3-14

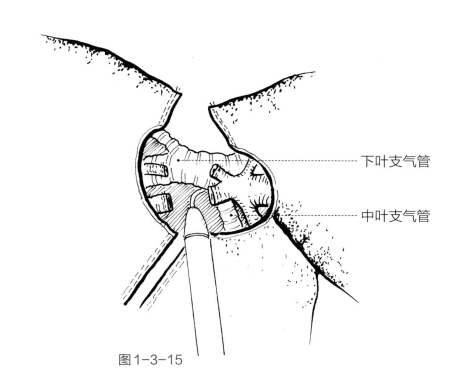

图 1-3-15

下叶支气管

中叶支气管

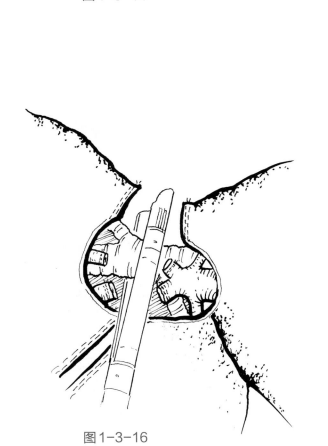

图 1-3-16

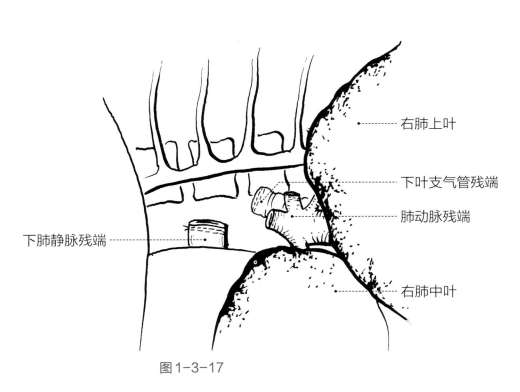

图 1-3-17

右肺上叶

下叶支气管残端

肺动脉残端

下肺静脉残端

右肺中叶

第四节 左肺上叶切除术

适 应 证

❶ 左肺上叶恶性肿瘤

（1）原发性肺癌：早期非小细胞肺癌，$T_{1\sim3}N_{0\sim1}M_0$，或孤立的单站N_2淋巴结肿大的ⅢA期病例。新辅助化疗或放化疗后，也可试行胸腔镜手术。

（2）肺转移瘤：原发灶控制良好，没有肺外转移，病变局限于左肺上叶，手术能够切除所有病灶，但无法通过有限的肺切除，如楔形切除等完成时，可以通过胸腔镜左肺上叶切除。

（3）其他肺部恶性肿瘤：类癌、肺母细胞瘤、平滑肌肉瘤、脂肪肉瘤等。

❷ 左肺上叶良性疾病　支气管扩张症、肺囊肿、肺脓肿、肺部真菌病、肺结核或其他分枝杆菌感染、肺隔离症、肺大疱导致的毁损肺、先天性动静脉瘘、肺硬化性血管瘤等。

禁 忌 证

❶ 绝对禁忌证

（1）侵犯纵隔、心脏大血管，或重要的神经，如喉返神经等。

（2）侵犯隆突或气管。

（3）侵犯大范围胸壁，需要进行胸壁重建。

❷ 相对禁忌证

（1）多站淋巴结转移。

（2）纵隔淋巴结结核或钙化，与周围血管或支气管界限不清。

（3）既往有患侧胸部手术史，或者胸膜感染史，胸膜肥厚粘连严重，胸腔镜不能进入者。

（4）纵隔放疗后。

❸ 其他禁忌证

（1）一般情况差，心、肺功能严重损害、恶病质，不能耐受手术者。

（2）肺功能严重下降，不能耐受单肺通气者。

（3）心血管系统严重疾患：①近3个月内发生急性心肌梗死者。②近期内有严重的心绞痛反复发作者。③全心衰竭伴心脏明显扩大，心功能Ⅲ级以上者。④有严重的室性心律失常者。

（4）凝血机制障碍者。

（5）各种原因所致气管、支气管严重畸形，无法行双腔气管插管或单侧支气管插管者。

（6）休克患者，经输液输血未能缓解者。

（7）严重感染未控制者。

麻　醉　全身麻醉，双腔气管插管，右侧单肺通气。

体位及切口　右侧卧位，腋下垫软枕，双侧上肢水平前伸，曲肘。取左侧腋后线始向前第5肋间切口3~5cm。

手术步骤

ER 1-4-1
左肺上叶切
除术

❶ 入胸后，将肺组织牵向头侧，切断下肺韧带（图1-4-1）。

❷ 将肺组织牵向前方，充分打开肺门后方纵隔胸膜（图1-4-2~图1-4-4）。

❸ 肺门区10组淋巴结给予清除，方便后续游离血管及气管（图1-4-5）。

❹ 将肺组织牵向后方，充分打开肺门前方纵隔胸膜（图1-4-6，图1-4-7）。

❺ 充分游离并暴露肺静脉及肺动脉（图1-4-8）。

❻ 清除肺动脉与肺静脉间11组淋巴结，便于后续游离血管操作（图1-4-9，图1-4-10）。

❼ 用直角钳掏过上肺静脉后壁，用7号丝线帮助牵引血管（图1-4-11）。

❽ 用腔镜直线切割吻合器切断上肺静脉（图1-4-12）。

❾ 游离前段动脉（A^3）和尖后段动脉（A^{1+2}）的a支（图1-4-13）。

❿ 用腔镜直线切割吻合器，一并切断前段动脉（A^3）和尖后段动脉（A^{1+2}）的a支（图1-4-14）。

⓫ 沿着肺动脉继续游离尖后段动脉（A^{1+2}）的b支（图1-4-15）。

⓬ 用腔镜直线切割吻合器切断尖后段动脉（A^{1+2}）的b支（图1-4-16）。

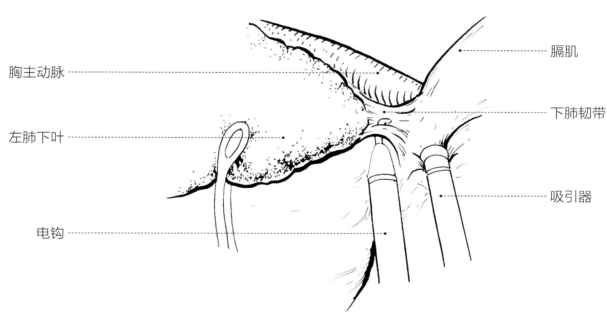

胸主动脉

左肺下叶

电钩

膈肌

下肺韧带

吸引器

图1-4-1

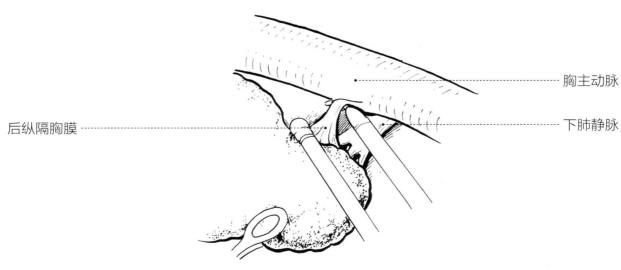

后纵隔胸膜

胸主动脉

下肺静脉

图1-4-2

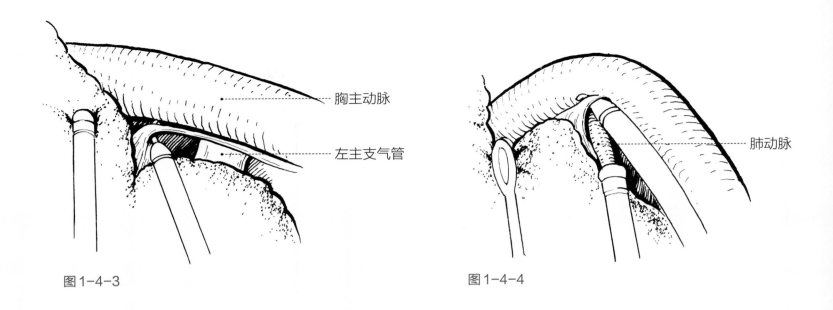

胸主动脉

左主支气管

肺动脉

图 1-4-3

图 1-4-4

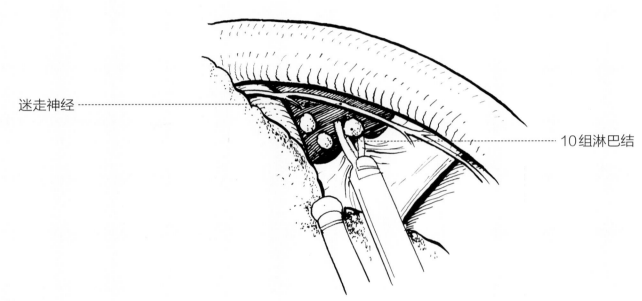

迷走神经

10组淋巴结

图 1-4-5

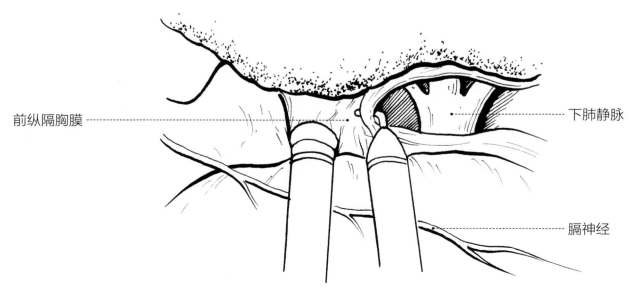

前纵隔胸膜

下肺静脉

膈神经

图 1-4-6

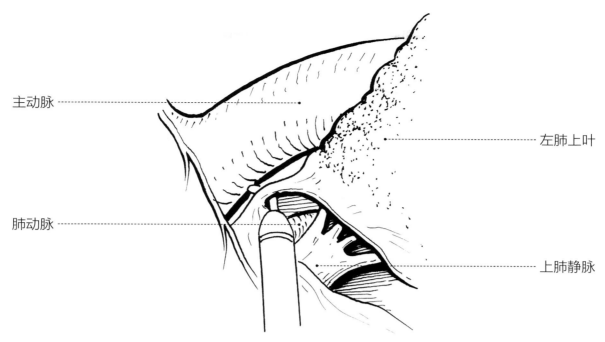

主动脉 ----

肺动脉 ----

左肺上叶 ----

上肺静脉 ----

图 1-4-7

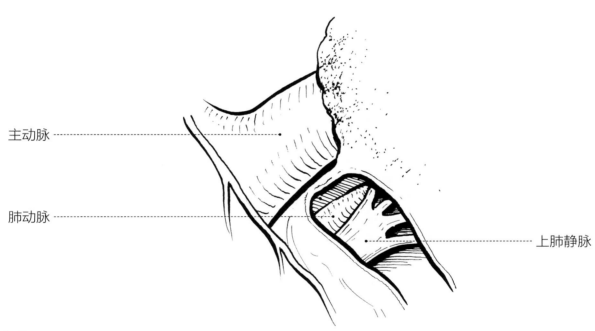

主动脉 ----

肺动脉 ----

上肺静脉 ----

图 1-4-8

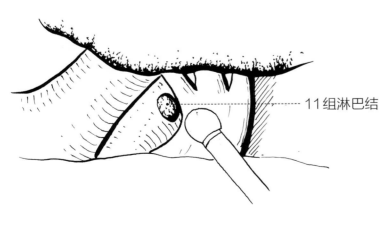

11组淋巴结 ----

图 1-4-9

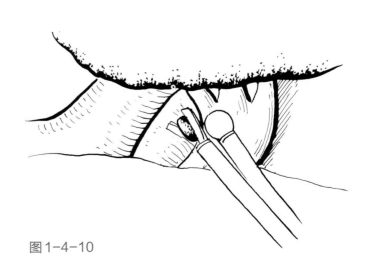

图 1-4-10

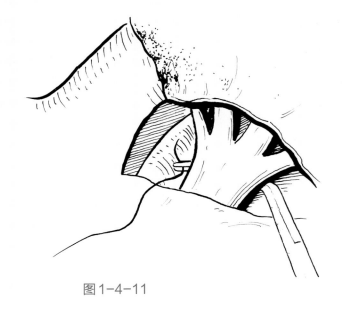

图 1-4-11

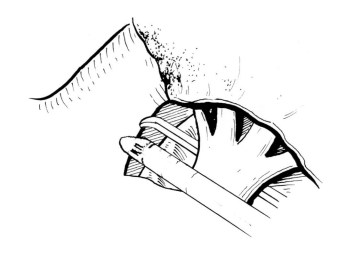

图 1-4-12

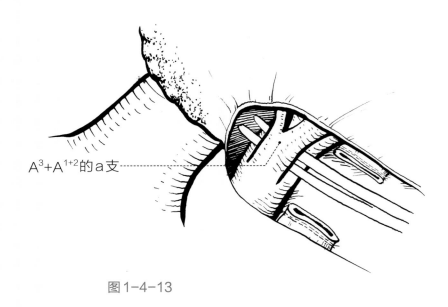

A³+A¹⁺² 的 a 支

图 1-4-13

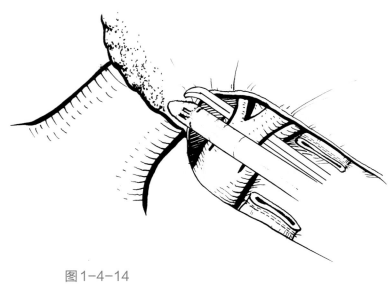

图 1-4-14

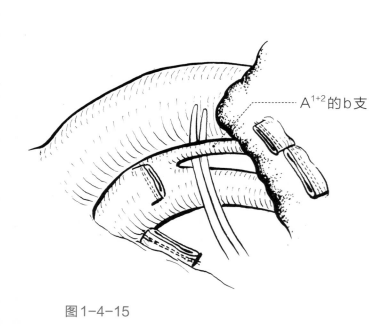

A¹⁺² 的 b 支

图 1-4-15

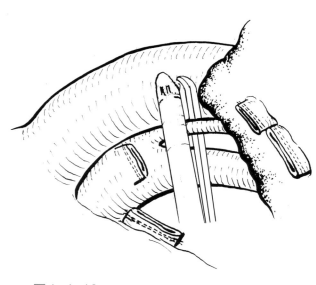

图 1-4-16

⑬ 用电钩及超声刀游离松解分化不全的斜裂（图1-4-17）。

⑭ 从背段动脉前外侧缘至肺门后方建立人工隧道，用腔镜直线切割吻合器切开分化不全的斜裂（图1-4-18）。

⑮ 于打开的斜裂里游离并找到舌段动脉（A^{4+5}）（图1-4-19）。

⑯ 用腔镜直线切割吻合器切断舌段动脉（A^{4+5}）（图1-4-20）。

⑰ 于斜裂游离尖后段动脉（A^{1+2}）的c支（图1-4-21）。

⑱ 用腔镜直线切割吻合器切断尖后段动脉（A^{1+2}）的c支（图1-4-22）。

⑲ 游离左肺上叶支气管。用直角钳掏过支气管后壁，用7号丝线帮助牵引，用腔镜直线切割吻合器切断上叶支气管，完整切除左肺上叶（图1-4-23~图1-4-25）。

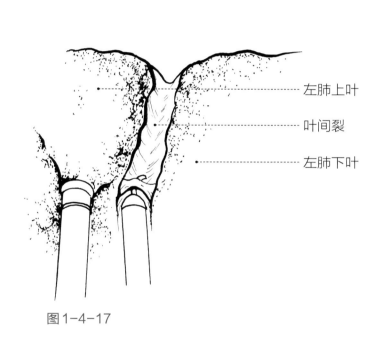

左肺上叶
叶间裂
左肺下叶

图1-4-17

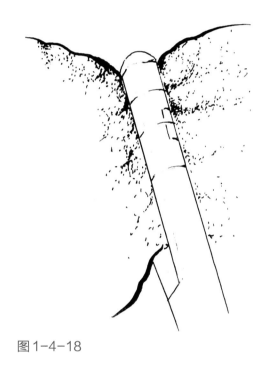

图1-4-18

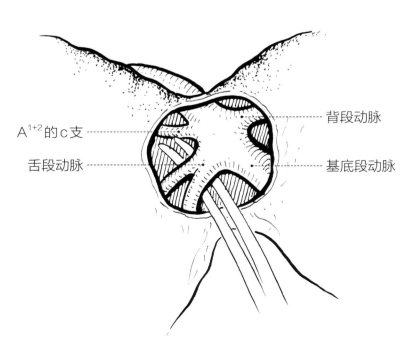

A^{1+2}的c支
舌段动脉
背段动脉
基底段动脉

图1-4-19

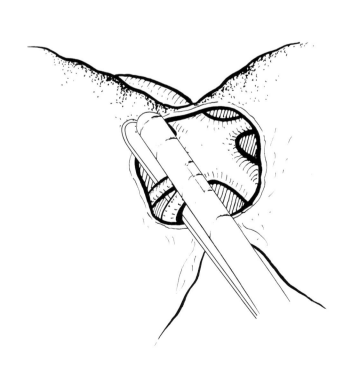

图1-4-20

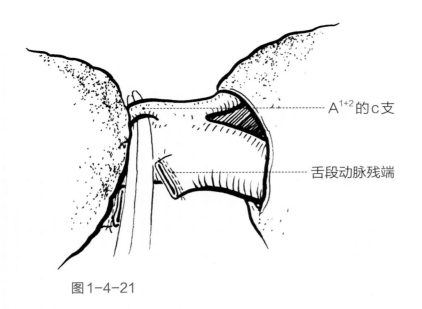

A^{1+2}的c支

舌段动脉残端

图 1-4-21

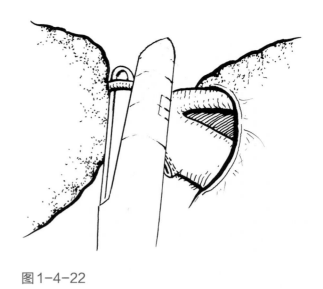

图 1-4-22

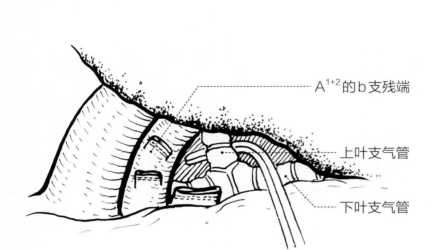

A^{1+2}的b支残端

上叶支气管

下叶支气管

图 1-4-23

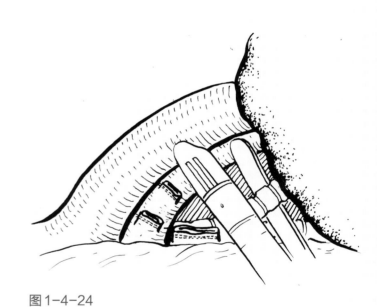

图 1-4-24

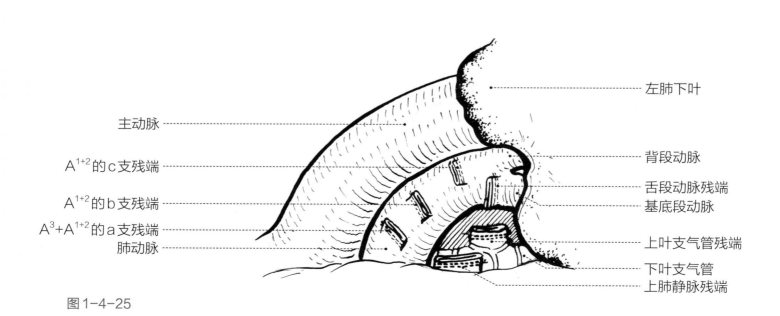

主动脉

A^{1+2}的c支残端

A^{1+2}的b支残端

A^3+A^{1+2}的a支残端

肺动脉

左肺下叶

背段动脉

舌段动脉残端

基底段动脉

上叶支气管残端

下叶支气管

上肺静脉残端

图 1-4-25

适 应 证　❶　左肺下叶恶性肿瘤

（1）原发性肺癌：早期非小细胞肺癌，$T_{1\sim3}N_{0\sim1}M_0$，或孤立的单站N_2淋巴结肿大的ⅢA期病例。新辅助化疗或放化疗后，也可试行胸腔镜手术。

（2）肺转移瘤：原发灶控制良好，没有肺外转移，病变局限于左肺下叶，手术能够切除所有病灶，但无法通过有限的肺切除，如楔形切除等完成时，可以通过胸腔镜左肺下叶切除。

（3）其他肺部恶性肿瘤：类癌、肺母细胞瘤、平滑肌肉瘤、脂肪肉瘤等。

❷　左肺下叶良性疾病　支气管扩张症、肺囊肿、肺脓肿、肺部真菌病、肺结核或其他分枝杆菌感染、肺隔离症、肺大疱导致的毁损肺、先天性动静脉瘘、肺硬化性血管瘤等。

禁 忌 证　❶　绝对禁忌证

（1）侵犯纵隔、心脏大血管，或重要的神经，如喉返神经等。

（2）侵犯隆突或气管。

（3）侵犯大范围胸壁，需要进行胸壁重建。

❷　相对禁忌证

（1）多站淋巴结转移。

（2）纵隔淋巴结结核或钙化，与周围血管或支气管界限不清。

（3）既往有患侧胸部手术史，或者胸膜感染史，胸膜肥厚粘连严重，胸腔镜不能进入者。

（4）纵隔放疗后。

❸　其他禁忌证

（1）一般情况差，心、肺功能严重损害、恶病质，不能耐受手术者。

（2）肺功能严重下降，不能耐受单肺通气者。

（3）心血管系统严重疾患：①近3个月内发生急性心肌梗死者。②近期内有严重的心绞痛反复发作者。③全心衰竭伴心脏明显扩大，心功能Ⅲ级以上者。④有严重的室性心律失常者。

（4）凝血机制障碍者。

（5）各种原因所致气管、支气管严重畸形，无法行双腔气管插管或单侧支气管插管者。

（6）休克患者，经输液输血未能缓解者。

（7）严重感染未控制者。

麻 醉　　全身麻醉，双腔气管插管，右侧单肺通气。

体 位　　右侧卧位，腋下垫软枕，双侧上肢水平前伸，曲肘。取左侧腋后线始向前第5肋间切口3~5cm。

手术步骤

ER 1-5-1
左肺下叶切
除术

❶ 将下叶肺向头侧牵拉，以吸引器压迫膈肌，充分暴露视野，游离下肺韧带至下肺静脉下缘，清扫9组淋巴结（图1-5-1，图1-5-2）。

❷ 将肺叶向前牵拉，沿胸膜反折游离后纵隔胸膜，暴露下肺静脉后缘，并向后方游离静脉与下叶支气管之间的间隙（图1-5-3）。

❸ 向上游离至肺动脉干，并显露下叶支气管与下肺静脉之间的间隙，清扫后10组淋巴结，显露肺动脉干与下叶支气管之间的间隙（图1-5-4）。

❹ 将下叶肺牵拉向后，沿胸膜反折游离前纵隔胸膜，暴露下肺静脉前缘，并向后方游离静脉与下叶支气管之间的间隙，裸化下肺静脉（图1-5-5）。

❺ 分别将上、下肺叶向头、尾两个方向牵拉，显露斜裂，游离叶间胸膜（图1-5-6）。

❻ 打开叶间胸膜显露至肺动脉干，打开血管鞘，沿斜裂向前后方向裸化肺动脉干，清扫11、12组淋巴结（图1-5-7）。

❼ 后斜裂分化不全，用长弯钳沿背段动脉上缘向后钝性游离，建立人工隧道（图1-5-8）。

❽ 沿隧道置入腔镜直线切割吻合器，切断并完全游离后斜裂，显露肺门后方（图1-5-9）。

❾ 继续游离前斜裂，显露舌段动脉及基底段动脉（图1-5-10）。

❿ 清扫11组淋巴结，游离基底段动脉与下叶支气管，显露叶门（图1-5-11）。

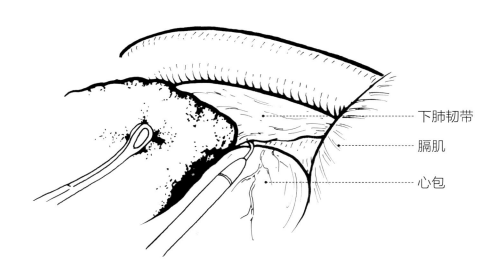

图1-5-1

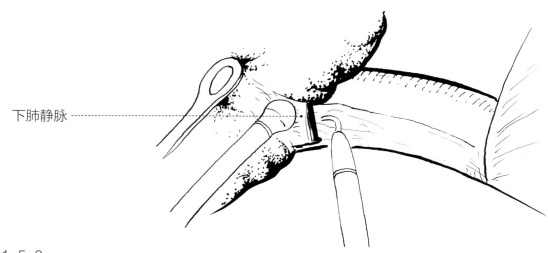

图1-5-2

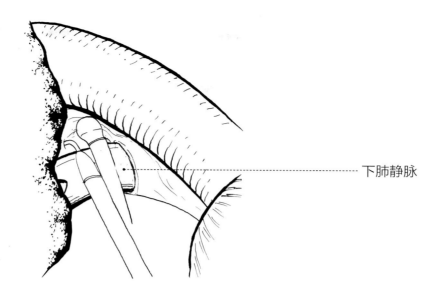

下肺静脉

图 1-5-3

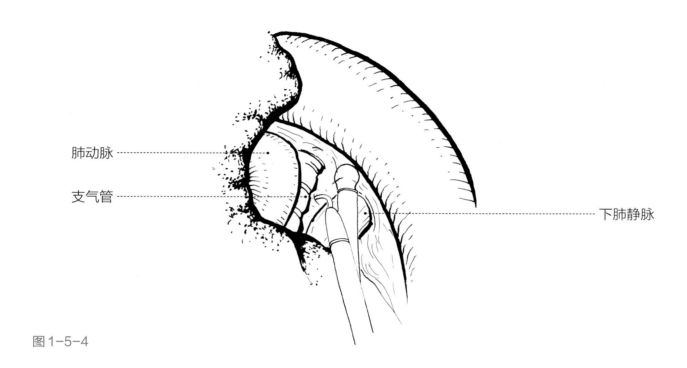

肺动脉

支气管

下肺静脉

图 1-5-4

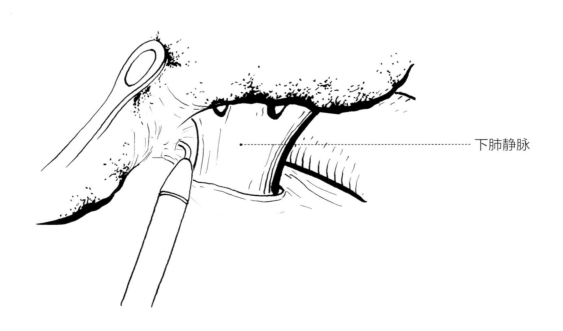

下肺静脉

图 1-5-5

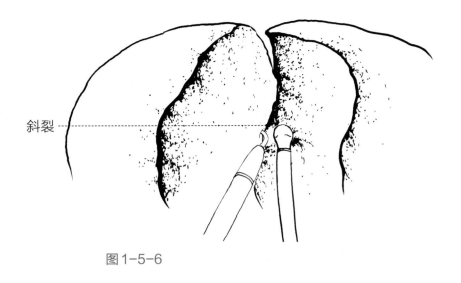

斜裂

图 1-5-6

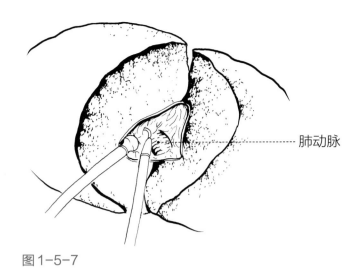

肺动脉

图 1-5-7

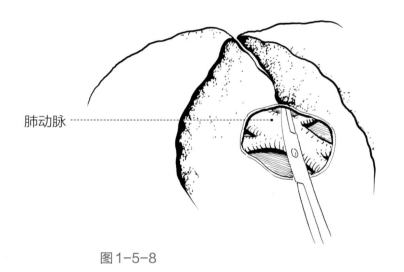

肺动脉

图 1-5-8

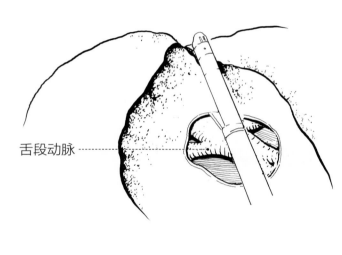

舌段动脉

图 1-5-9

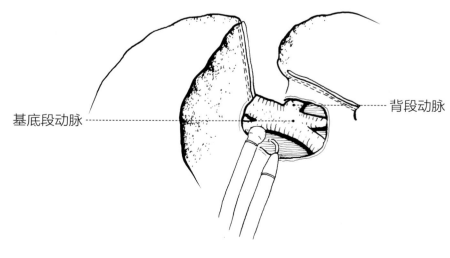

基底段动脉

背段动脉

图 1-5-10

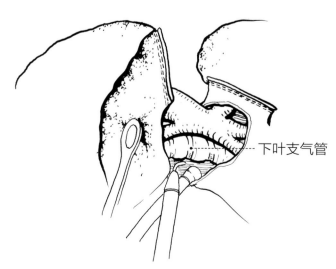

下叶支气管

图 1-5-11

⑪ 钳夹下叶基底段向头侧牵拉，显露下肺静脉，用腔镜直线切割吻合器闭合并切断下肺静脉（图1-5-12，图1-5-13）。

⑫ 将肺下叶向下牵拉，显露叶门。用长弯钳钝性游离肺动脉与下叶支气管之间的间隙（图1-5-14）。

⑬ 用腔镜直线切割吻合器闭合并离断基底段及背段动脉（图1-5-15，图1-5-16）。

⑭ 游离下叶支气管周围组织，充分暴露支气管（图1-5-17）。

⑮ 夹闭下叶支气管，嘱麻醉师吸痰膨肺，确认无误后闭合并切断支气管（图1-5-18）。

⑯ 胸腔注水，加压膨肺，确认支气管残端无漏气（图1-5-19）。

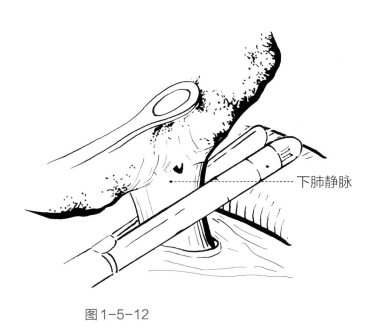

图1-5-12

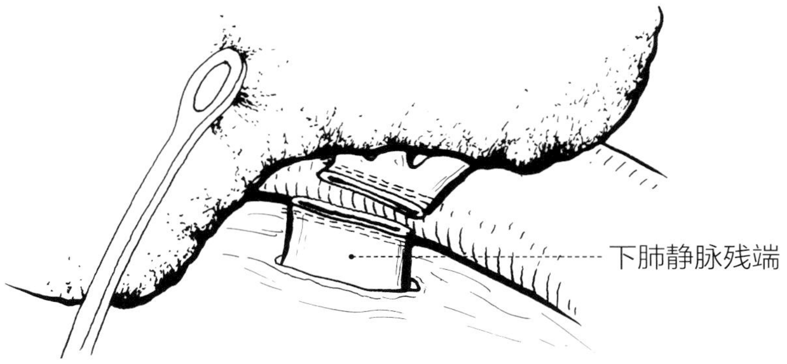

下肺静脉

下肺静脉残端

图1-5-13

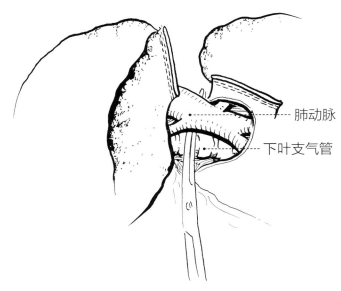

图1-5-14

肺动脉

下叶支气管

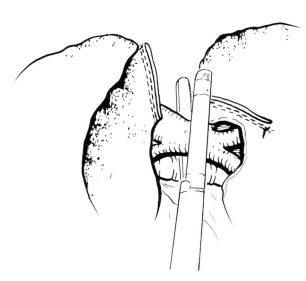

图1-5-15

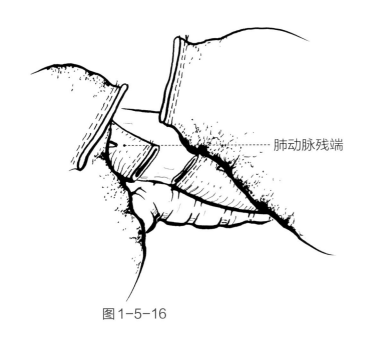

肺动脉残端

图 1-5-16

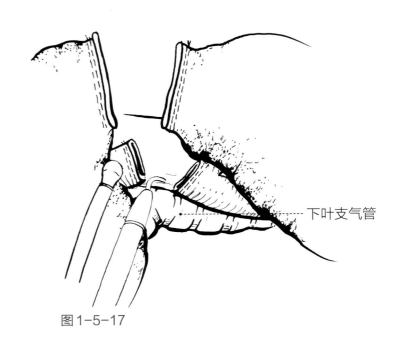

下叶支气管

图 1-5-17

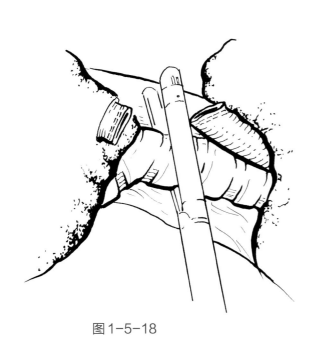

图 1-5-18

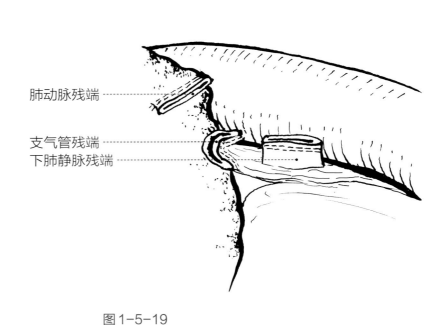

肺动脉残端

支气管残端

下肺静脉残端

图 1-5-19

第六节　　右肺上叶尖段切除术

适 应 证

❶ 肺部良性病变　肿块较大、位置较深或局限于肺段的良性病变，如：炎性假瘤、结核球、肺囊肿、硬化性血管瘤、支气管扩张、先天性囊性腺瘤样畸形等。

❷ 肺部恶性病变

（1）妥协性肺段切除：①患者年龄75周岁以上，有多种并发疾病。②心肺功能差、不能耐受肺叶切除术。③有肺切除史或肺内多发病变需同时切除。

（2）意向性肺段切除：①临床ⅠA期肺非小细胞肺癌，结节≤2cm，切缘距肿瘤≥2cm。②肿瘤恶性程度低，即磨玻璃成分≥50%，CT证实结节倍增时间≥400天。③血液肿瘤指标，癌胚抗原（CEA）、神经元特异性烯醇化酶（NSE）、鳞状上皮细胞癌抗原（SCC）、细胞角蛋白19片段（CYFRA）正常。

（3）疑为转移性结节，位置深，紧邻段血管、段支气管，无法行楔形切除术。

（4）对于部分结节术前难以明确诊断，而位置较深，位于肺膈面等无法行肺楔形切除时，为避免肺叶切除，可考虑直接行肺段切除。

禁 忌 证

❶ 病变恶性程度高，怀疑有淋巴结转移的。

❷ 靠近肺门的结节，无法保证足够的切缘，需行肺叶切除术。

术前准备

❶ 术前判定结节的大小、成分及归属

（1）精确测量结节的大小、成分：常规应采用超薄层CT扫描，横断面图像层厚2~5mm。如为磨玻璃结节（ground-glass nodule，GGN），分别测量肺窗和纵隔窗结节的直径，计算磨玻璃成分的比例须高于50%。如有系统随访的胸部CT，可对比结节的变化，看直径是否增大、实性成分是否增加。

（2）结节的肺段归属：判断结节位于哪一个肺段，是位于肺段的中央还是边缘。根据原发恶性病灶的切除边缘宽度必须≥2cm或切除边缘宽度/肿瘤直径≥1的要求，决定手术行肺段、联合段或亚段切除。

❷ 术前决策　对于相对复杂的肺段切除，建议术前行CT血管成像（CTA）检查，以提高手术的精确度。建议常规利用图像进行三维重建，显示解剖变异，尤其是观察结节与重建的血管、支气管关系，追根溯源。重建图像时判断需要切除和保留的血管，决定切除范围。段间静脉是肺段间平面的分界线，是需要保留的血管，误断可能导致术后咯血，如相应段间静脉受累及，则需要扩大肺段切除的范围。因此术前模拟三维图像重建有利于准确切除目标节段，降低手术难度，缩短学习曲线。详细描述手术方案对于完成解剖性肺段切除和亚肺段切除至关重要。

❸ 术前患者评估　手术患者中高龄伴发多种合并症的越来越多，对于不能耐受肺叶切除而行妥协性肺段切除的患者，术前准备尤其重要，要充分评估患者全身重要脏器功能，积极治疗基础疾病，提高手术的耐受性，减少术中、术后并发症。

❹ 肿瘤状况评估　对于CT疑癌的结节，伴有N_1、N_2淋巴结肿大，术前PET-CT检查有助于判断结节良恶性、评估淋巴结的转移情况，如提示有淋巴结转移则不适合肺段切除术。了解全身转移情况，是否有脑、骨、肾上腺、肝脏等远处转移。值得注意的是，PET-CT对GGO的诊断常常出现假阴性。

麻　　醉

全身麻醉，双腔气管插管，左侧单肺通气。

体位及切口

左侧卧位，腋下垫软枕，双侧上肢水平前伸，曲肘。取右侧腋后线始向前第5肋间切口3~5cm。

手术步骤

ER 1-6-1
右肺上叶尖
段切除术

❶ 入胸后，肺组织牵向后方，在肺静脉及膈神经之间切开前纵隔胸膜（图 1-6-1）。

❷ 切除 10 组淋巴结（图1-6-2）。

❸ 将肺组织牵向头侧，游离下肺韧带（图1-6-3）。

❹ 向上游离到奇静脉下缘（图1-6-4）。

❺ 沿右肺上叶支气管向远端游离，切除尖段支气管(B^1)和后段支气管(B^2)之间的 13 组淋巴结（图1-6-5）。

❻ 确认尖段支气管(B^1)和后段支气管(B^2)（图1-6-6）。

❼ 把肺牵向后方，游离上肺静脉和中叶静脉之间的间隙（图1-6-7）。

❽ 电钩切开上肺静脉与尖前段动脉之间的筋膜，显露尖段动脉（A^1）和前段动脉（A^3）（图1-6-8）。

❾ 把肺牵向后方，上肺静脉向上游离尖段静脉（V^1），确认V^1b和V^1a，用长弯钳游离V^1a（图1-6-9）。

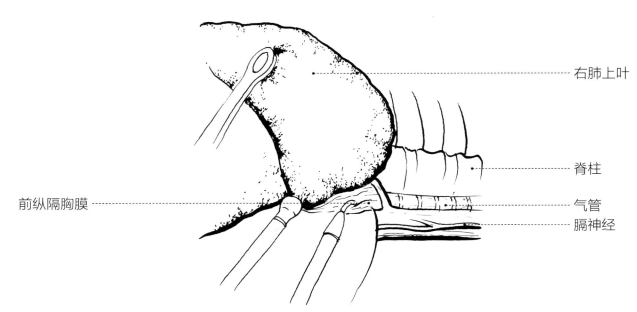

前纵隔胸膜　　　　　　　　　　　　　　　　右肺上叶

脊柱

气管

膈神经

图 1-6-1

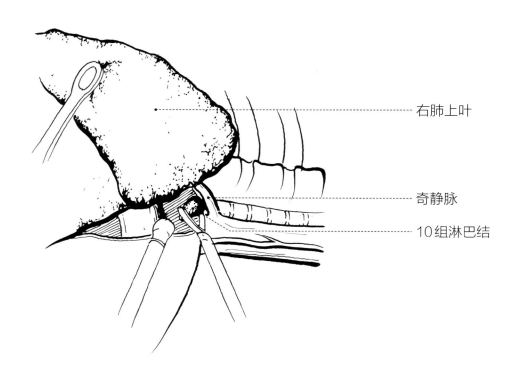

右肺上叶

奇静脉

10组淋巴结

图 1-6-2

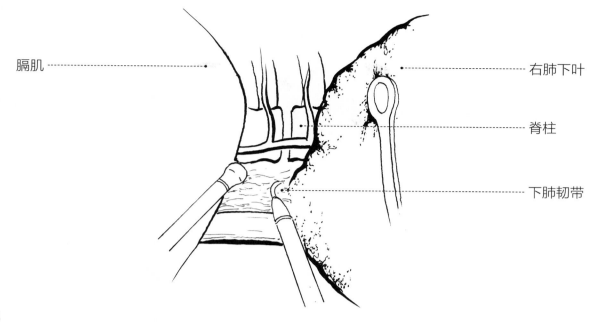

膈肌 —————— 右肺下叶

脊柱

下肺韧带

图 1-6-3

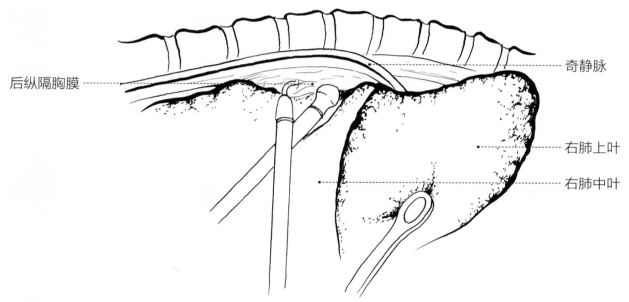

后纵隔胸膜 —————— 奇静脉

右肺上叶

右肺中叶

图 1-6-4

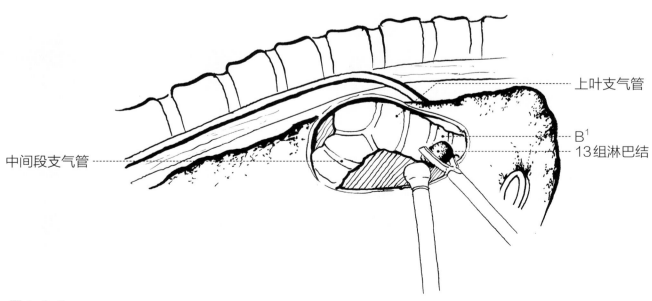

上叶支气管

B^1

13组淋巴结

中间段支气管

图 1-6-5

041

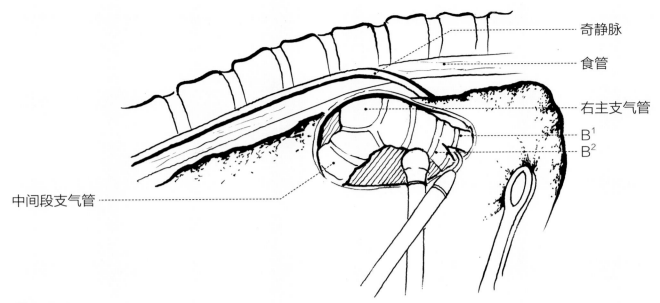

奇静脉
食管
右主支气管
B¹
B²
中间段支气管

图 1-6-6

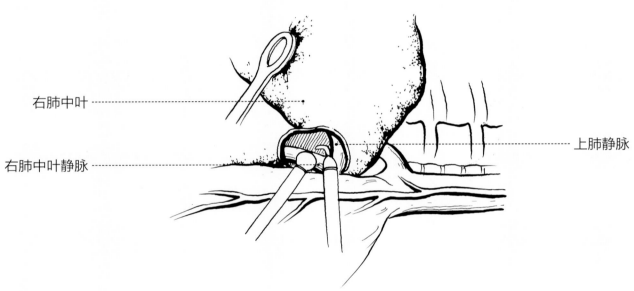

右肺中叶
右肺中叶静脉
上肺静脉

图 1-6-7

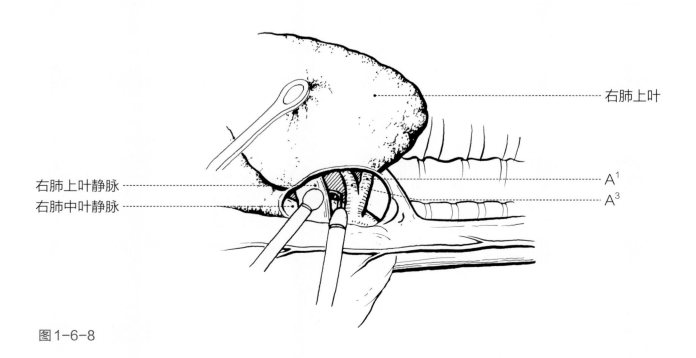

右肺上叶
右肺上叶静脉
右肺中叶静脉
A¹
A³

图 1-6-8

⑩ 用7号丝线分别结扎V¹a的近心端和远心端，然后用超声刀切断（图1-6-10）。

⑪ 向深面游离A^1和A^3之间的间隙（图1-6-11）。

⑫ 用长弯钳游离A^1（图1-6-12）。

⑬ 用腔镜直线切割吻合器切断A^1（图1-6-13）。

⑭ 电钩游离显露支气管，确认尖段支气管（B^1）和前段支气管（B^3）（图1-6-14）。

⑮ 用长弯钳游离B^1，夹闭试阻断，麻醉师膨肺，尖段肺组织不张，而后段及前段肺组织迅速膨胀，表明B^1判断正确（图1-6-15）。

⑯ 用腔镜直线切割吻合器切断B^1（图1-6-16）。

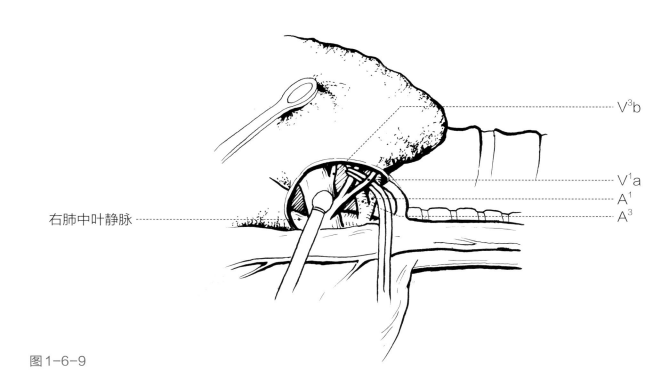

图1-6-9

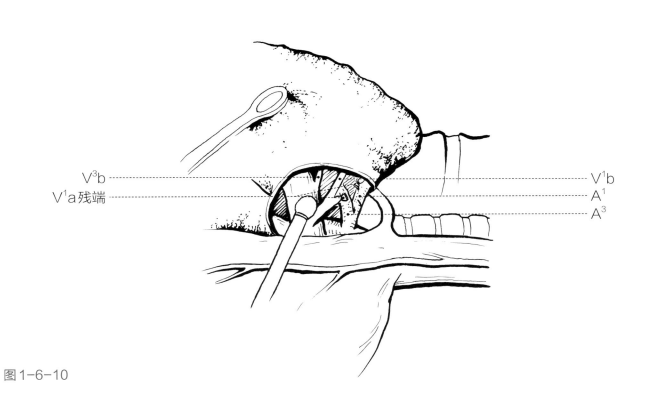

图1-6-10

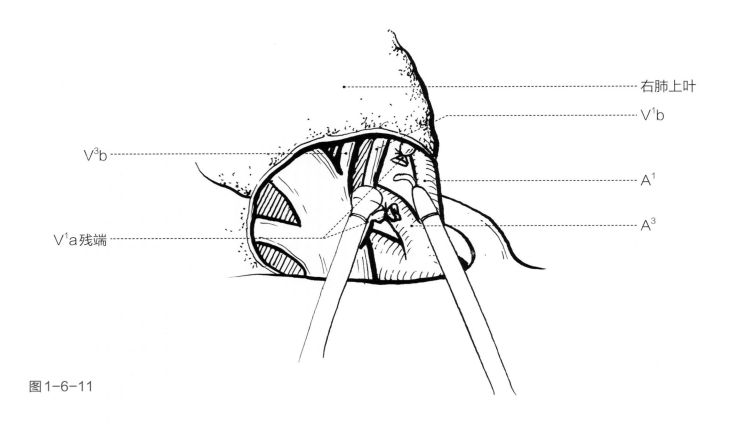

V³b

V¹a残端

右肺上叶

V¹b

A¹

A³

图 1-6-11

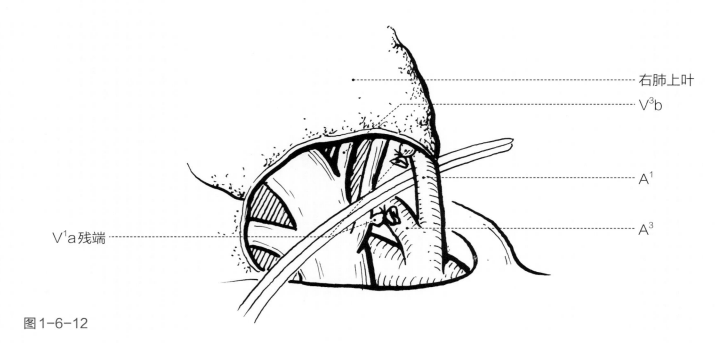

V¹a残端

右肺上叶

V³b

A¹

A³

图 1-6-12

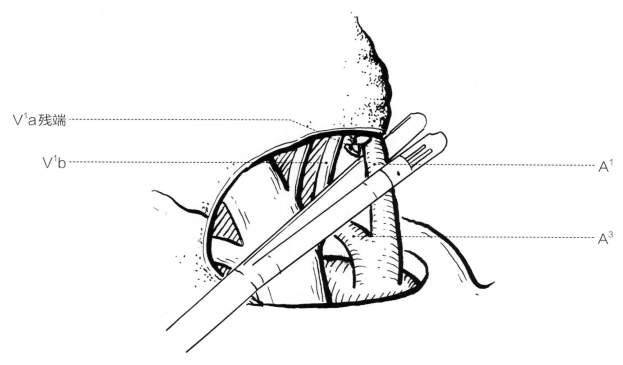

V¹a残端

V¹b

A¹

A³

图 1-6-13

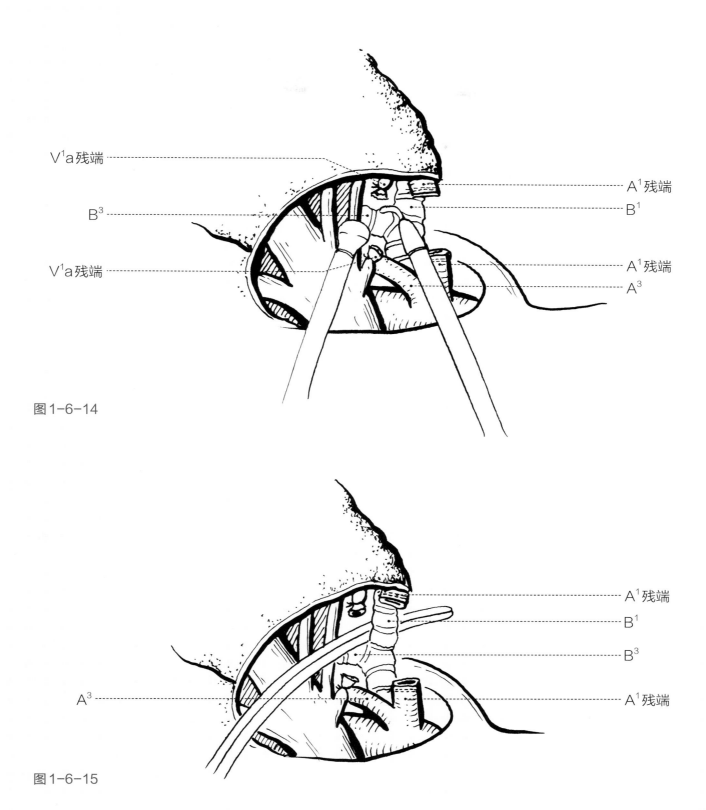

V^{1}a残端 —————

A^{1}残端

B^3 —————

B^1

V^{1}a残端 —————

A^{1}残端

A^3

图1-6-14

A^{1}残端

B^1

B^3

A^3 —————

A^{1}残端

图1-6-15

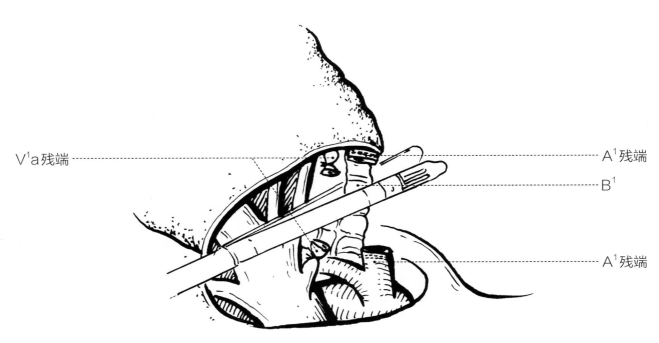

V^{1}a残端 —————

A^{1}残端

B^1

A^{1}残端

图1-6-16

⑰ 切断 B^1 后的段门结构（图1-6-17）。

⑱ 麻醉师纯氧膨肺，15分钟后标记尖段的段间平面（图1-6-18）。

⑲ 把上叶牵向前方，用腔镜直线切割吻合器沿标记的段间平面切开尖段与后段（图1-6-19）。

⑳ 把上叶牵向后方，用腔镜直线切割吻合器沿标记的段间平面切开尖段与前段（图1-6-20）。

㉑ 提起段门，用腔镜直线切割吻合器切断尖段肺组织（图1-6-21）。

㉒ 移除标本，显示段门结构。胸腔内注水，膨肺，确认 B^1 残端及段间平面无漏气，右上叶前段和后段复张良好（图1-6-22）。

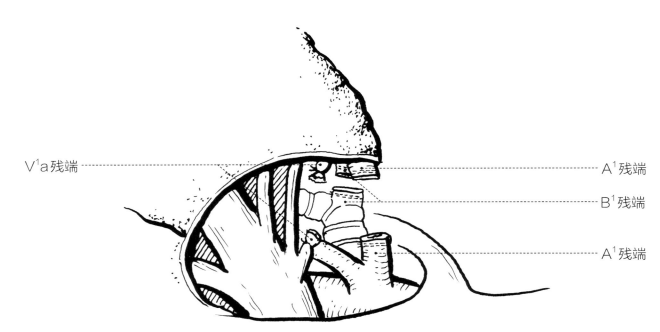

图 1-6-17

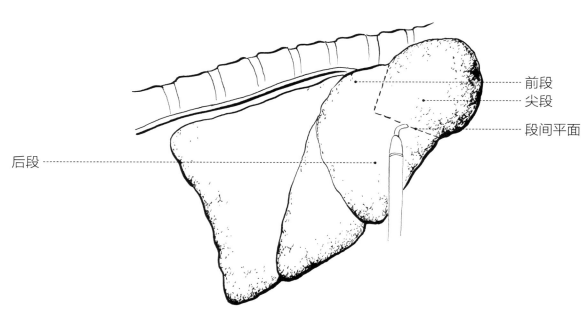

图 1-6-18

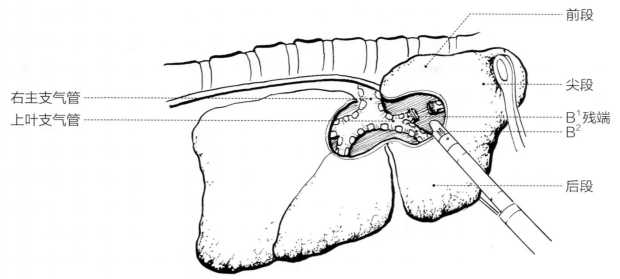

右主支气管
上叶支气管

前段
尖段
B¹残端
B²
后段

图 1-6-19

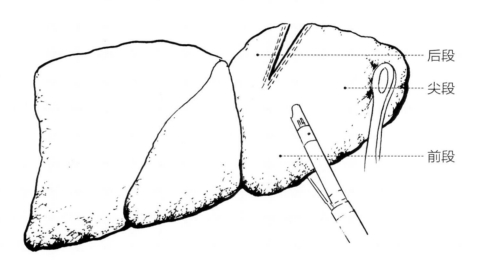

后段
尖段
前段

图 1-6-20

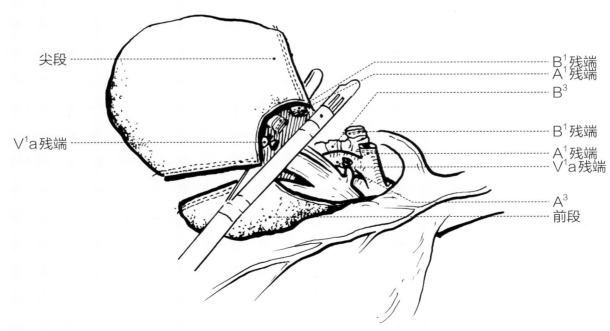

尖段

V¹a残端

B¹残端
A¹残端
B³
B¹残端
A¹残端
V¹a残端
A³
前段

图 1-6-21

047

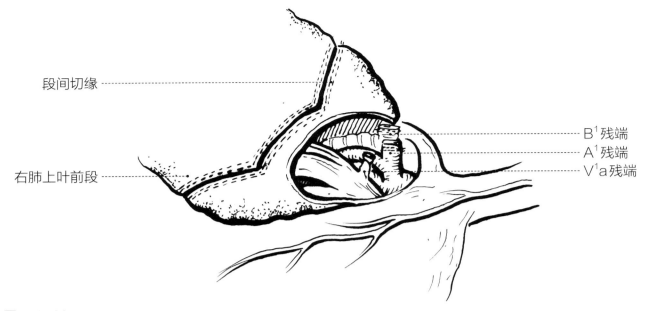

段间切缘 ......

右肺上叶前段 ......

B¹残端
A¹残端
V¹a残端

图 1-6-22

第七节　　右肺上叶后段切除术

<table>
<tr><td rowspan="1">适 应 证</td><td>❶ 肺部良性病变　肿块较大、位置较深或局限于肺段的良性病变，如：炎性假瘤、结核球、肺囊肿、硬化性血管瘤、支气管扩张、先天性囊性腺瘤样畸形等。</td></tr>
</table>

适 应 证　　❶ 肺部良性病变　肿块较大、位置较深或局限于肺段的良性病变，如：炎性假瘤、结核球、肺囊肿、硬化性血管瘤、支气管扩张、先天性囊性腺瘤样畸形等。

❷ 肺部恶性病变

（1）妥协性肺段切除：①患者年龄75周岁以上，有多种并发疾病。②心肺功能差、不能耐受肺叶切除术。③有肺切除史或肺内多发病变需同时切除。

（2）意向性肺段切除：①临床ⅠA期肺非小细胞肺癌，结节≤2cm，切缘距肿瘤≥2cm。②肿瘤恶性程度低，即磨玻璃成分≥50%，CT证实结节倍增时间≥400天。③血液肿瘤指标，癌胚抗原（CEA）、神经元特异性烯醇化酶（NSE）、鳞状上皮细胞癌抗原（SCC）、细胞角蛋白19片段（CYFRA）正常。

（3）疑为转移性结节，位置深，紧邻段血管、段支气管，无法行楔形切除术。

（4）对于部分结节术前难以明确诊断，而位置较深，位于肺膈面等无法行肺楔形切除时，为避免肺叶切除，可考虑直接行肺段切除。

禁 忌 证　　❶ 病变恶性程度高，怀疑有淋巴结转移的。

❷ 靠近肺门的结节，无法保证足够的切缘，需行肺叶切除术。

术前准备　　同"第六节　右肺上叶尖段切除术"。

麻　　醉　　全身麻醉，双腔气管插管，左侧单肺通气。

| 体位及切口 | 左侧卧位，腋下垫软枕，双侧上肢水平前伸，曲肘。取右侧腋后线始向前第5肋间切口3~5cm。 |

手术步骤

ER 1-7-1
右肺上叶后
段切除术

❶ 将肺组织牵向头侧，游离下肺韧带（图1-7-1）。

❷ 游离后纵隔胸膜（图1-7-2）。

❸ 游离到奇静脉弓下缘（图1-7-3）。

❹ 沿右肺上叶支气管向远端游离，确认后段支气管（B^2）和尖段支气管（B^1），切除它们之间的13组淋巴结（图1-7-4）。

❺ 充分游离B^2和B^1之间的间隙（图1-7-5）。

❻ 切开叶间胸膜（图1-7-6）。

❼ 切开肺动脉外膜，仔细游离确认后升支动脉、背段动脉（图1-7-7）。

❽ 注意保护背段动脉及后升支动脉，建立背侧斜裂隧道（图1-7-8）。

❾ 用腔镜直线切割吻合器切开背侧斜裂（图1-7-9）。

❿ 用长弯钳游离后升支动脉（图1-7-10）。

⓫ 用腔镜直线切割吻合器切断后升支动脉（图1-7-11）。

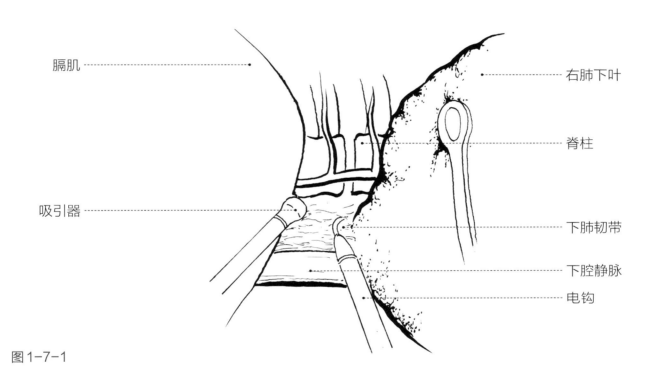

膈肌　右肺下叶　脊柱　吸引器　下肺韧带　下腔静脉　电钩

图 1-7-1

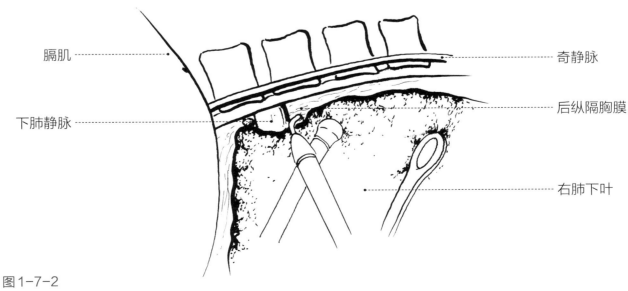

膈肌　奇静脉　后纵隔胸膜　下肺静脉　右肺下叶

图 1-7-2

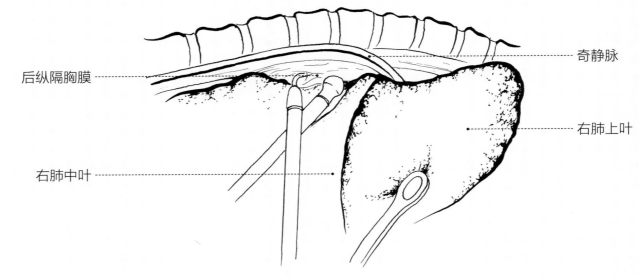

后纵隔胸膜 .... 奇静脉

右肺中叶 .... 右肺上叶

图 1-7-3

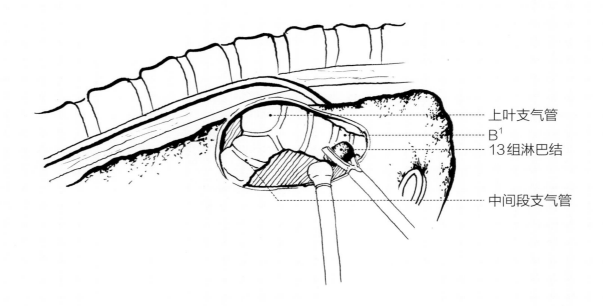

上叶支气管

B¹

13组淋巴结

中间段支气管

图 1-7-4

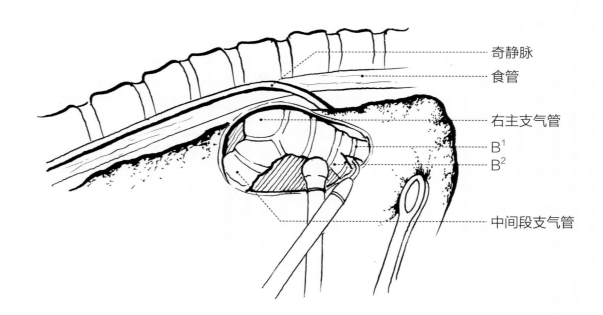

奇静脉

食管

右主支气管

B¹

B²

中间段支气管

图 1-7-5

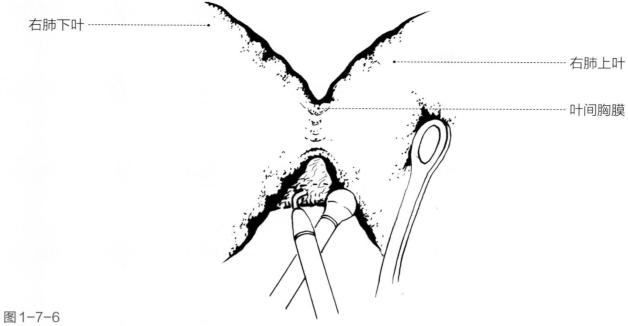

右肺下叶 —— 　　　　　　　　　　　　　　—— 右肺上叶
　　　　　　　　　　　　　　　　　　　　—— 叶间胸膜

图 1-7-6

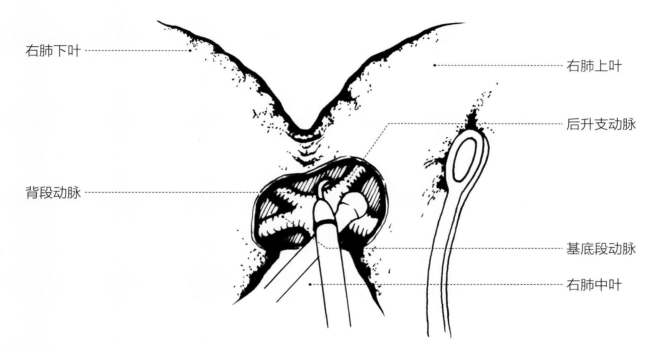

右肺下叶 ——　　　　　　　　　　　　　　—— 右肺上叶
　　　　　　　　　　　　　　　　　　　　—— 后升支动脉

背段动脉 ——　　　　　　　　　　　　　　—— 基底段动脉
　　　　　　　　　　　　　　　　　　　　—— 右肺中叶

图 1-7-7

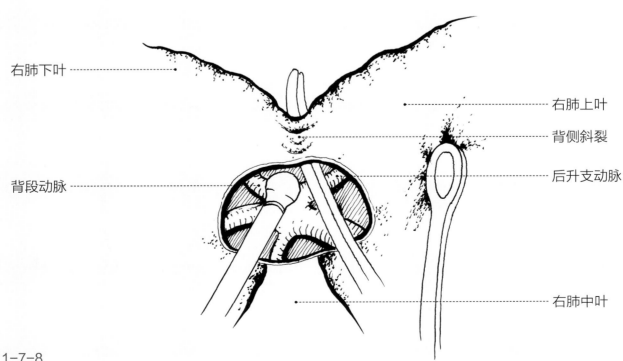

右肺下叶 ——　　　　　　　　　　　　　　—— 右肺上叶
　　　　　　　　　　　　　　　　　　　　—— 背侧斜裂
　　　　　　　　　　　　　　　　　　　　—— 后升支动脉

背段动脉 ——

　　　　　　　　　　　　　　　　　　　　—— 右肺中叶

图 1-7-8

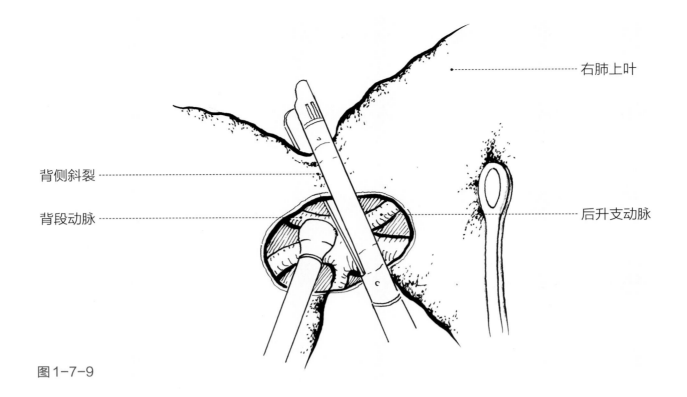

右肺上叶

背侧斜裂

背段动脉

后升支动脉

图 1-7-9

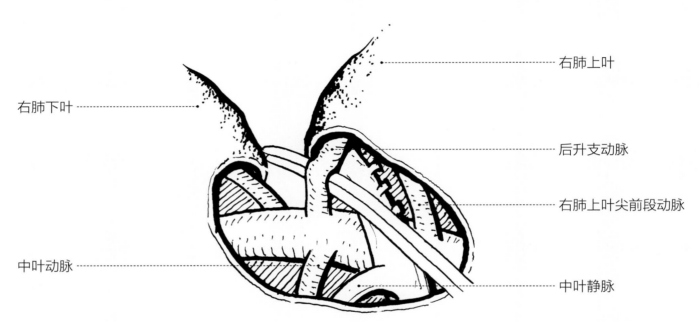

右肺下叶

右肺上叶

后升支动脉

右肺上叶尖前段动脉

中叶动脉

中叶静脉

图 1-7-10

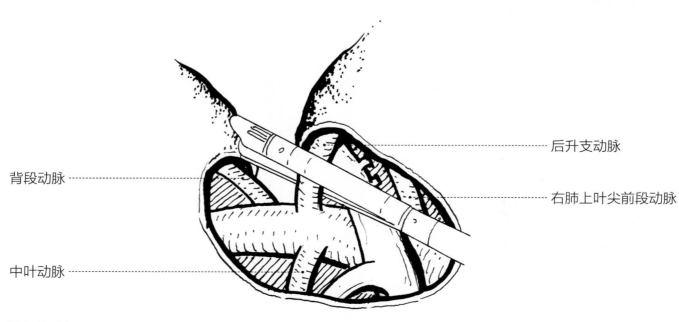

后升支动脉

背段动脉

右肺上叶尖前段动脉

中叶动脉

图 1-7-11

⑫ 沿上叶支气管向远端游离，超声刀切除后升支动脉旁12组淋巴结（图1-7-12）。

⑬ 游离后段支气管（B^2）（图1-7-13）。

⑭ 用长弯钳游离B^2，夹闭试阻断，麻醉师膨肺，后段肺组织不张，而尖段及前段肺组织迅速膨胀，表明B^2判断正确（图1-7-14）。

⑮ 用腔镜直线切割吻合器切断B^2（图1-7-15）。

⑯ 沿中心静脉（CV）向远端游离，显露其分支V^2a、V^2b、V^2c、V^3a。（有时会有沿上叶下缘走行的V^2t，本图未显示）（图1-7-16）。

⑰ 用7号丝线结扎V^2c的近心端和远心端，然后用超声刀切断（图1-7-17）。

⑱ 用7号丝线结扎V^2b的近心端和远心端，然后用超声刀切断（图1-7-18）。

⑲ 麻醉师纯氧膨肺，15分钟后标记后段的段间平面（图1-7-19）。

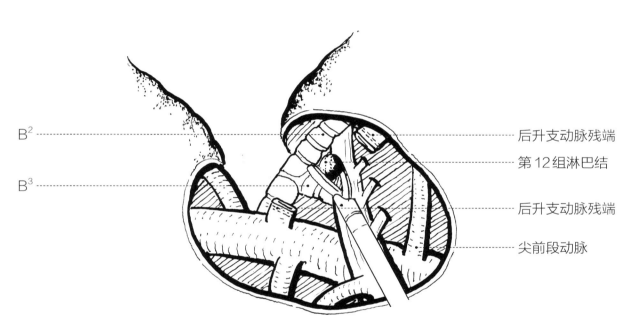

图1-7-12

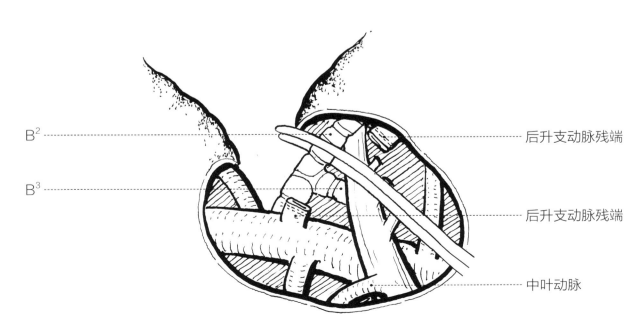

图1-7-13

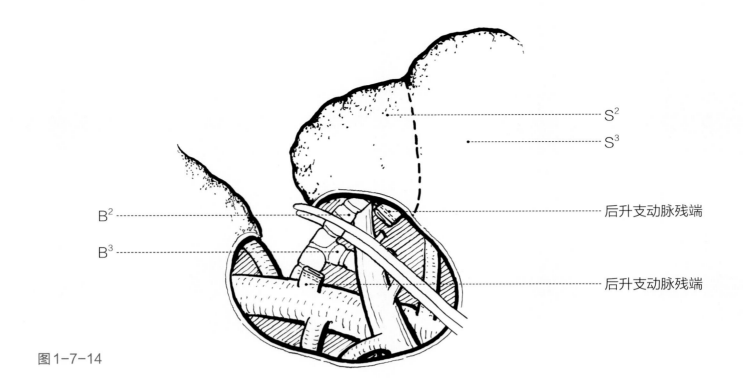

S²

S³

B²

B³

后升支动脉残端

后升支动脉残端

图 1-7-14

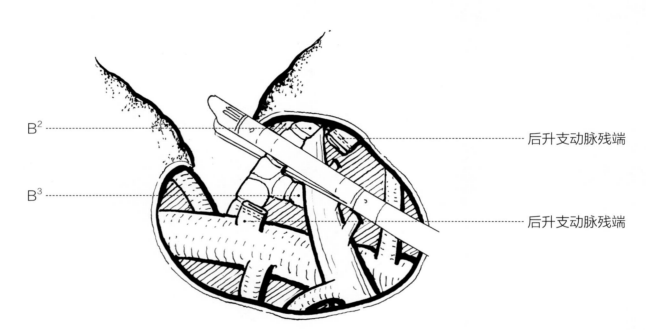

B²

B³

后升支动脉残端

后升支动脉残端

图 1-7-15

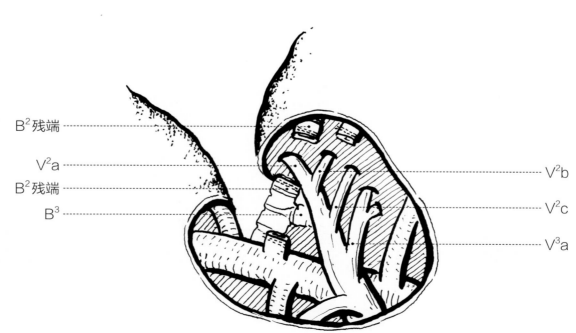

B²残端

V²a

B²残端

B³

V²b

V²c

V³a

图 1-7-16

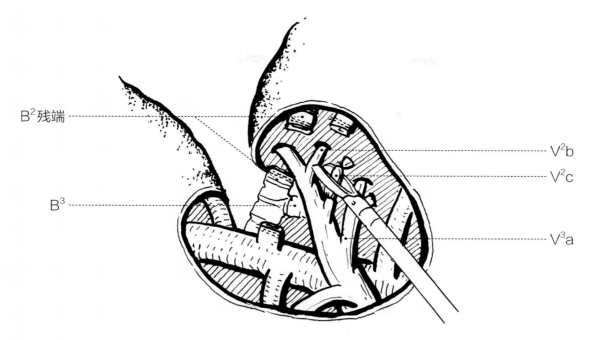

B²残端

B³

V²b

V²c

V³a

图 1-7-17

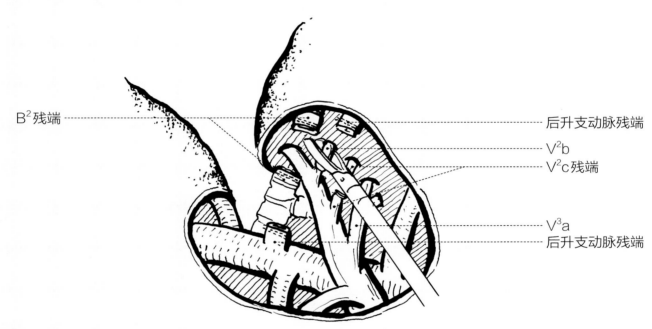

B²残端

后升支动脉残端

V²b

V²c残端

V³a

后升支动脉残端

图 1-7-18

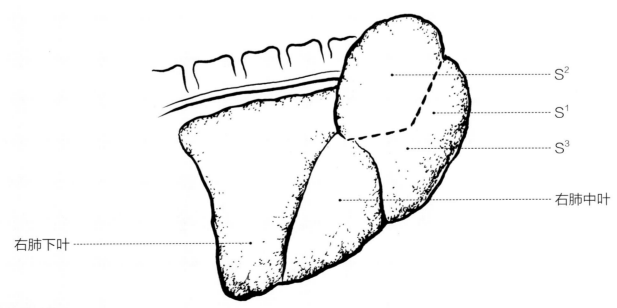

S²

S¹

S³

右肺中叶

右肺下叶

图 1-7-19

⑳ 提起上叶肺组织，用腔镜直线切割吻合器沿标记的段间平面切开后段与前段（图1-7-20）。

㉑ 提起段门，用腔镜直线切割吻合器切开段门（图1-7-21）。

㉒ 用腔镜直线切割吻合器沿标记的段间平面切开尖段与后段（图1-7-22）。

㉓ 移除标本，显示段门结构。胸腔内注水，膨肺，确认B^2残端及段间平面无漏气，右上叶前段和尖段膨胀良好（图1-7-23）。

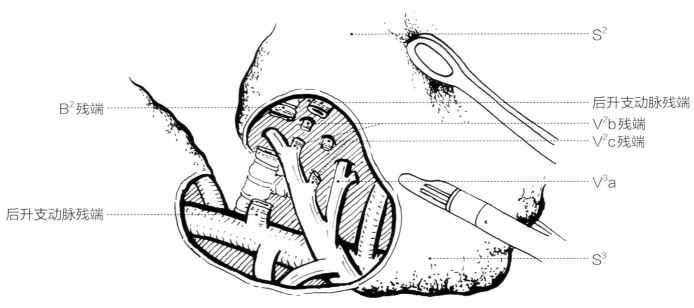

图1-7-20

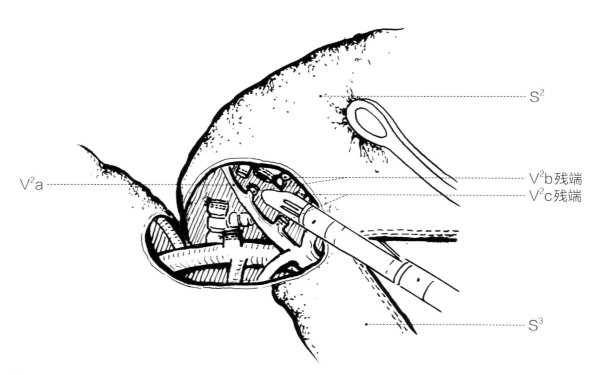

图1-7-21

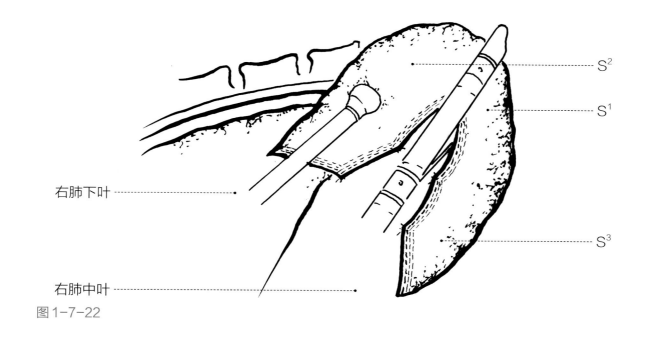

右肺下叶

右肺中叶

S^2

S^1

S^3

图 1-7-22

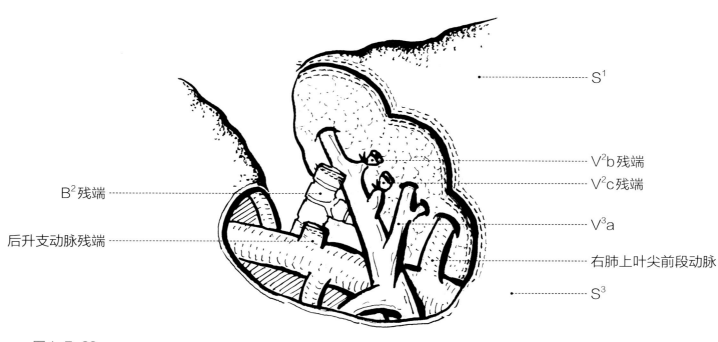

S^1

V^2b 残端

V^2c 残端

V^3a

右肺上叶尖前段动脉

S^3

B^2 残端

后升支动脉残端

图 1-7-23

第八节　右肺上叶前段切除术

适 应 证

❶ 肺部良性病变　肿块较大、位置较深或局限于肺段的良性病变，如：炎性假瘤、结核球、肺囊肿、硬化性血管瘤、支气管扩张、先天性囊性腺瘤样畸形等。

❷ 肺部恶性病变

（1）妥协性肺段切除：①患者年龄75周岁以上，有多种并发疾病。②心肺功能差、不能耐受肺叶切除术。③有肺切除史或肺内多发病变需同时切除。

（2）意向性肺段切除：①临床ⅠA期肺非小细胞肺癌，结节≤2cm，切缘距肿瘤≥2cm。②肿瘤恶性程度低，即磨玻璃成分≥50%，CT证实结节倍增时间≥400天。③血液肿瘤指标，癌胚抗原（CEA）、神经元特异性烯醇化酶（NSE）、鳞状上皮细胞癌抗原（SCC）、细胞角蛋白19片段（CYFRA）正常。

（3）疑为转移性结节，位置深，紧邻段血管、段支气管，无法行楔形切除术。

（4）对于部分结节术前难以明确诊断，而位置较深，位于肺膈面等无法行肺楔形切除时，为避免肺叶切除，可考虑直接行肺段切除。

| 禁忌证 | ❶ 病变恶性程度高，怀疑有淋巴结转移的。 |

❷ 靠近肺门的结节，无法保证足够的切缘，需行肺叶切除术。

术前准备 同"第六节 右肺上叶尖段切除术"。

麻醉 全身麻醉，双腔气管插管，左侧单肺通气。

体位及切口 左侧卧位，腋下垫软枕，双侧上肢水平前伸，曲肘。取右侧腋后线始向前第5肋间切口3~5cm。

手术步骤

❶ 将肺组织牵向后方，在肺静脉及膈神经之间切开前纵隔胸膜（图1-8-1）。

❷ 切除10组淋巴结（图1-8-2）。

ER 1-8-1
右肺上叶前段切除术

❸ 游离上肺静脉与肺中叶静脉之间的间隙，明确肺中叶静脉和上肺静脉（图1-8-3）。

❹ 充分切开上肺静脉外膜，显露右肺上叶尖前段动脉（图1-8-4）。

❺ 注意保护中叶动脉，建立水平裂隧道（图1-8-5）。

❻ 用腔镜直线切割吻合器切开水平裂（图1-8-6）。

❼ 电钩切开上肺静脉与尖前段动脉之间的筋膜，显露尖段动脉（A^1）和前段动脉（A^3）（图1-8-7）。

❽ 游离A^{1}和A^{3}之间的间隙（图1-8-8）。

❾ 切除A^{1}和A^{3}之间的12组淋巴结（图1-8-9）。

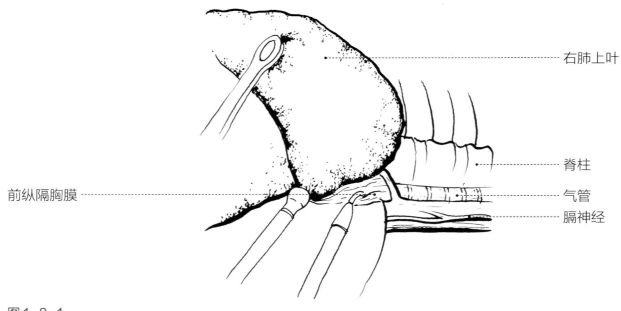

前纵隔胸膜

右肺上叶

脊柱

气管

膈神经

图1-8-1

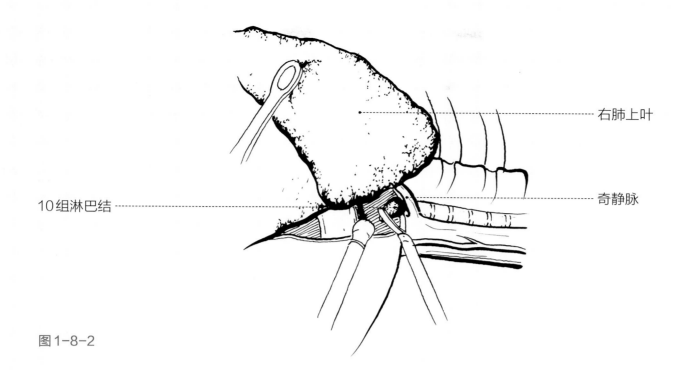

10组淋巴结 ⋯⋯⋯⋯⋯⋯⋯

右肺上叶

奇静脉

图 1-8-2

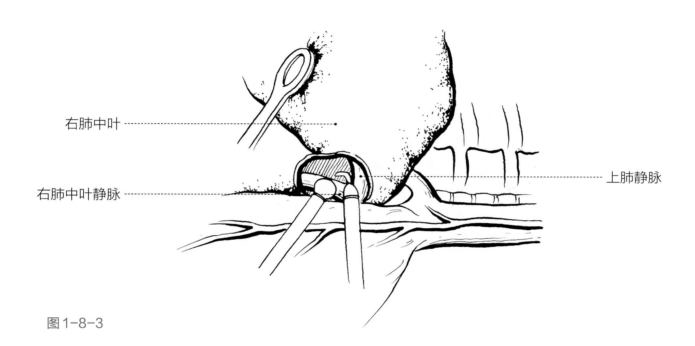

右肺中叶 ⋯⋯⋯⋯⋯⋯⋯

右肺中叶静脉 ⋯⋯⋯⋯⋯

上肺静脉

图 1-8-3

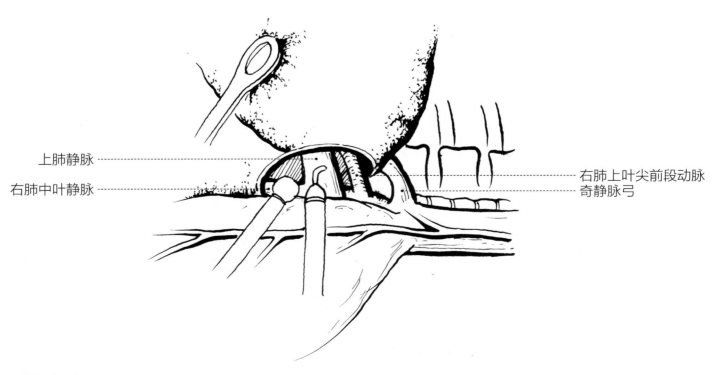

上肺静脉 ⋯⋯⋯⋯⋯⋯⋯

右肺中叶静脉 ⋯⋯⋯⋯⋯

右肺上叶尖前段动脉

奇静脉弓

图 1-8-4

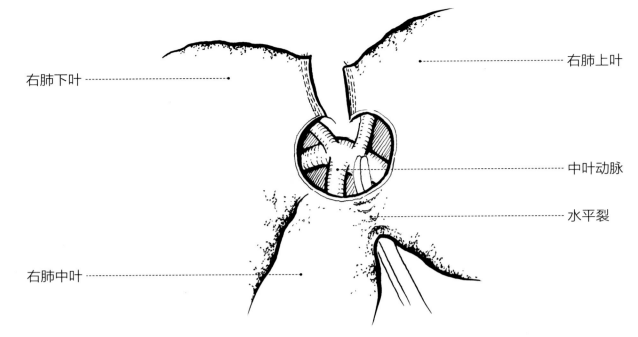

右肺下叶 ......

右肺上叶

中叶动脉

水平裂

右肺中叶 ......

图 1-8-5

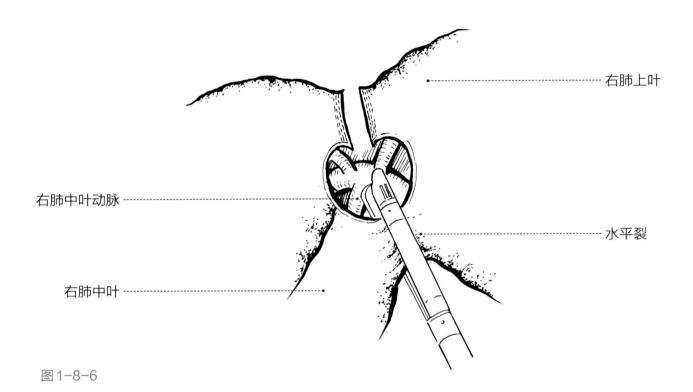

右肺中叶动脉 ......

右肺上叶

水平裂

右肺中叶 ......

图 1-8-6

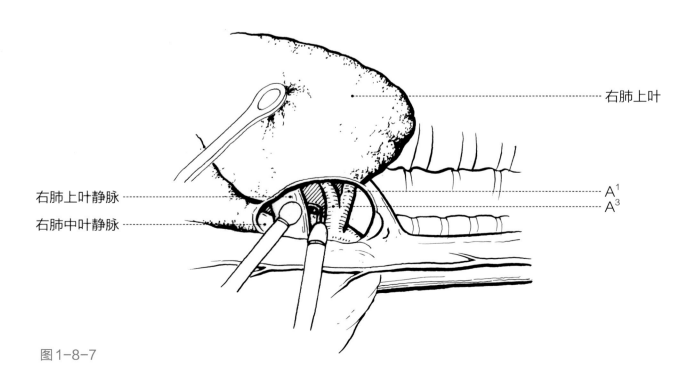

右肺上叶

右肺上叶静脉 ......

A¹
A³

右肺中叶静脉 ......

图 1-8-7

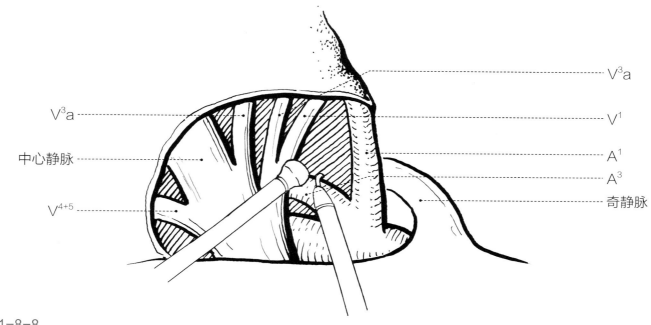

图1-8-8

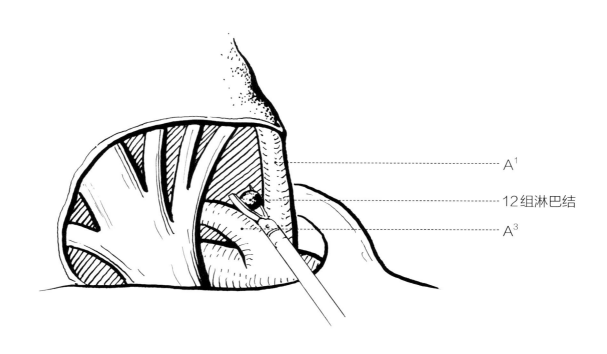

图1-8-9

⑩ 用7号丝线将尖段静脉（V^1）拉向切口方向，用长弯钳游离A^3（图1-8-10）。

⑪ 用腔镜直线切割吻合器切断A^3（图1-8-11）。

⑫ 向深面游离段支气管（图1-8-12）。

⑬ 向支气管远端游离，确认前段支气管（B^3）和尖段支气管（B^1），切除它们之间的13组淋巴结（图1-8-13）。

⑭ 充分显露前段支气管B^3（图1-8-14）。

⑮ 用长弯钳游离B^3，夹闭试阻断，麻醉师膨肺，前段肺组织不张，而后段及尖段肺组织迅速膨胀，表明B^3判断正确（图1-8-15）。

⑯ 用腔镜直线切割吻合器切断B^3（图1-8-16）。

⑰ 沿中心静脉（CV）向远端游离，显露V^1、V^3b、V^3a（有时在V^3b深面会有V^3c，也需一并游离）（图1-8-17）。

⑱ 用7号丝线分别结扎V^3b和V^3a的近心端和远心端，然后用超声刀切断（如有V^3c，也需一并结扎切断）（图1-8-18）。

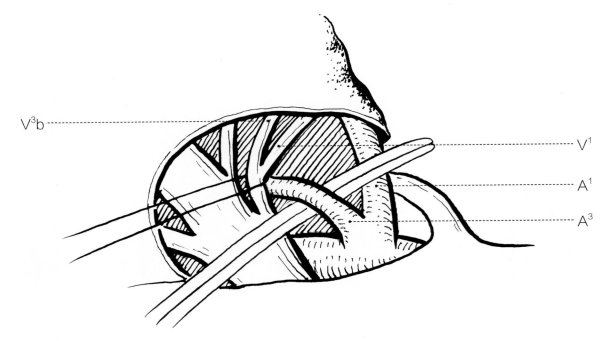

V³b ....

.... V¹
.... A¹
.... A³

图 1-8-10

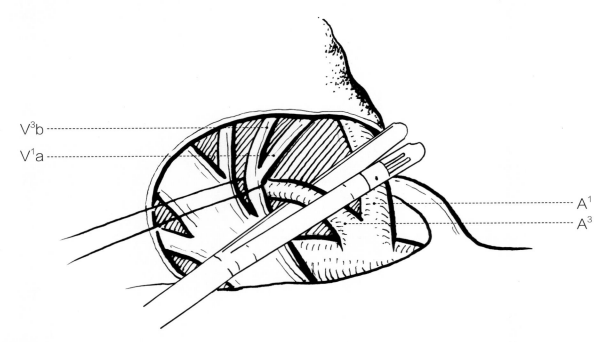

V³b ....
V¹a ....

.... A¹
.... A³

图 1-8-11

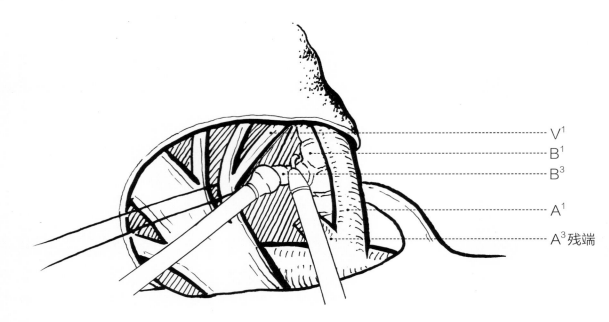

.... V¹
.... B¹
.... B³
.... A¹
.... A³残端

图 1-8-12

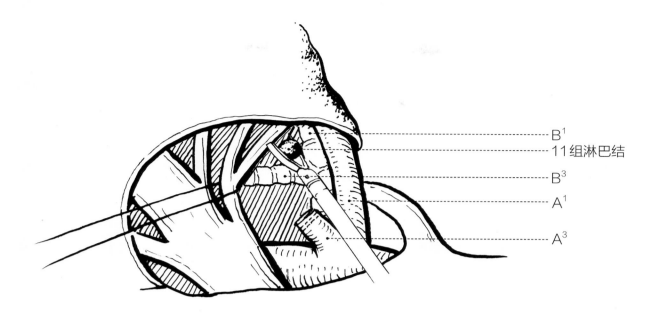

B¹
11组淋巴结
B³
A¹
A³

图 1-8-13

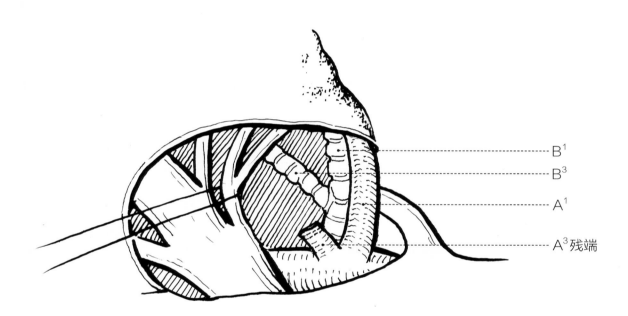

B¹
B³
A¹
A³残端

图 1-8-14

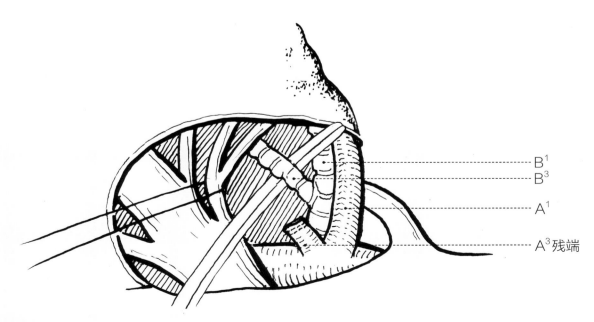

B¹
B³
A¹
A³残端

图 1-8-15

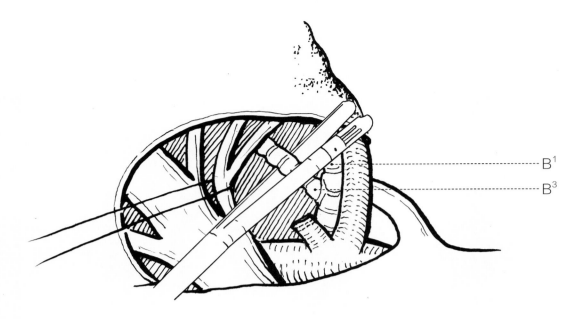

图 1-8-16

B¹ → B^1
B³ → B^3

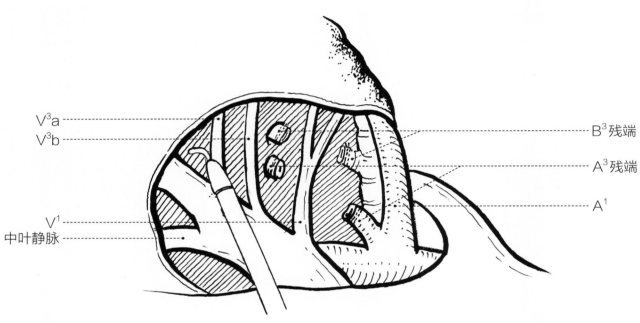

V^3a
V^3b

V^1
中叶静脉

B^3残端
A^3残端
A^1

图 1-8-17

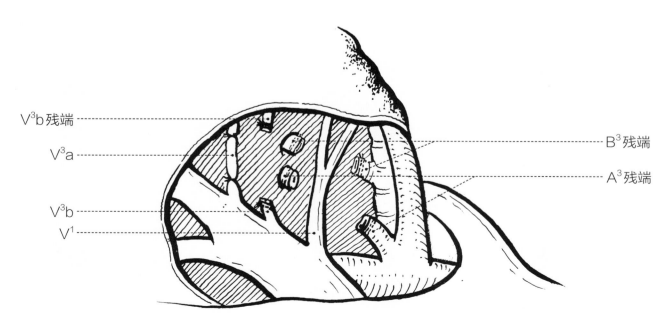

V^3b残端

V^3a

V^3b
V^1

B^3残端
A^3残端

图 1-8-18

⑲ 麻醉师纯氧膨肺，15分钟后标记前段的段间平面（图1-8-19）。

⑳ 把上叶牵向后方，用腔镜直线切割吻合器沿标记的段间平面切开前段与后段（图1-8-20）。

㉑ 提起段门，用腔镜直线切割吻合器切开前段段门（图1-8-21）。

㉒ 用腔镜直线切割吻合器沿标记的段间平面切开前段与尖段（图1-8-22）。

㉓ 移除标本，显示段门结构。胸腔内注水，膨肺，确认B^3残端及段间平面无漏气，右上叶尖段和后段复张良好（图1-8-23）。

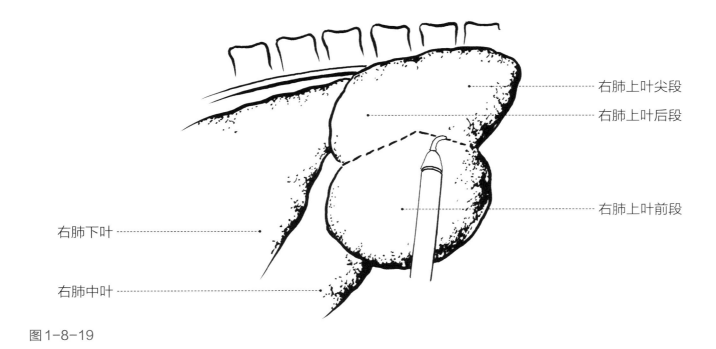

图1-8-19

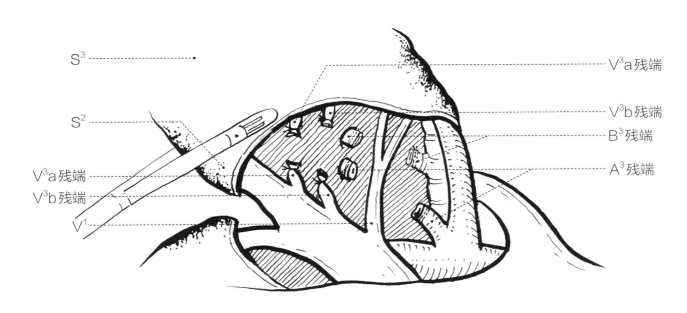

图1-8-20

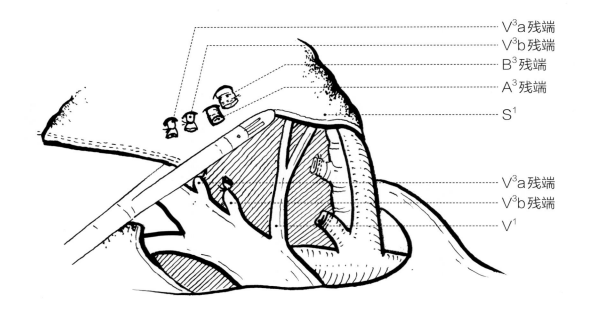

V³a残端
V³b残端
B³残端
A³残端
S¹
V³a残端
V³b残端
V¹

图 1-8-21

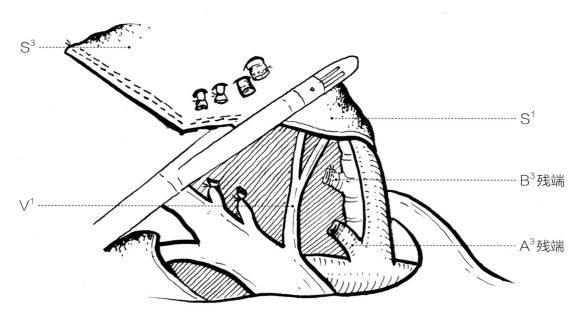

S³
S¹
B³残端
V¹
A³残端

图 1-8-22

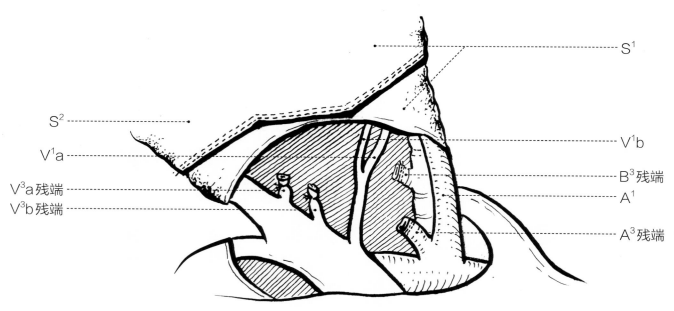

S¹
S²
V¹b
V¹a
B³残端
V³a残端
A¹
V³b残端
A³残端

图 1-8-23

第九节　左肺上叶尖后段切除术

适　应　证　❶　肺部良性病变　肿块较大、位置较深或局限于肺段的良性病变，如：炎性假瘤、结核球、肺囊肿、硬化性血管瘤、支气管扩张、先天性囊性腺瘤样畸形等。

❷　肺部恶性病变

（1）妥协性肺段切除：①患者年龄75周岁以上，有多种并发疾病。②心肺功能差、不能耐受肺叶切除术。③有肺切除史或肺内多发病变需同时切除。

（2）意向性肺段切除：①临床ⅠA期肺非小细胞肺癌，结节≤2cm，切缘距肿瘤≥2cm。②肿瘤恶性程度低，即磨玻璃成分≥50%，CT证实结节倍增时间≥400天。③血液肿瘤指标，癌胚抗原（CEA）、神经元特异性烯醇化酶（NSE）、鳞状上皮细胞癌抗原（SCC）、细胞角蛋白19片段（CYFRA）正常。

（3）疑为转移性结节，位置深，紧邻段血管、段支气管，无法行楔形切除术。

（4）对于部分结节术前难以明确诊断，而位置较深，位于肺膈面等无法行肺楔形切除时，为避免肺叶切除，可考虑直接行肺段切除。

禁　忌　证　❶　病变恶性程度高，怀疑有淋巴结转移的。

❷　靠近肺门的结节，无法保证足够的切缘，需行肺叶切除术。

术前准备　同"第六节　右肺上叶尖段切除术"。

麻　　　醉　全身麻醉，双腔气管插管，右侧单肺通气。

体位及切口　右侧卧位，腋下垫软枕，双侧上肢水平前伸，曲肘。取左侧腋后线始向前第5肋间切口3~5cm。

手术步骤　❶　入胸后，将肺组织牵向头侧，切断下肺韧带（图1-9-1）。

❷　将肺组织牵向前方，充分打开肺门后方纵隔胸膜（图1-9-2，图1-9-3）。

❸　将肺组织牵向后方，充分打开肺门前方纵隔胸膜，暴露出左肺上叶静脉（图1-9-4~图1-9-6）。

❹　继续向远端游离左上叶静脉各属支。左上叶静脉的第一个属支为尖后段静脉的分支（V^{1+2}a~c），其中V^{1+2}a为段间静脉，予以保留。继续向远端游离V^{1+2}b+c至足够长度。近心端及远心端分别用丝线结扎，然后用超声刀切断（图1-9-7~图1-9-12）。

❺　在肺门前上方游离、暴露尖前动脉干根部，并沿尖前动脉干向远端分离，显露前段动脉（A^3）及A^{1+2}a+b。向远端游离A^{1+2}a+b至足够长度，用腔镜直线切割吻合器予以切断。如果存在纵隔型舌段动脉（Med.A^{4+5}），即舌段动脉部分或全部发自尖前动脉干的第一分支，经左上叶静脉后方、

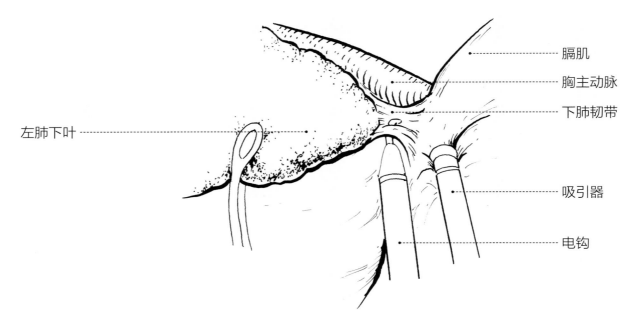

膈肌

胸主动脉

下肺韧带

左肺下叶

吸引器

电钩

图 1-9-1

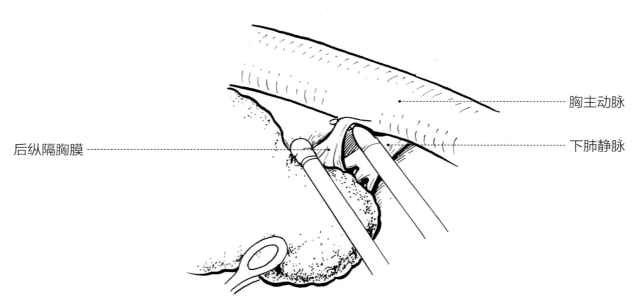

胸主动脉

后纵隔胸膜

下肺静脉

图 1-9-2

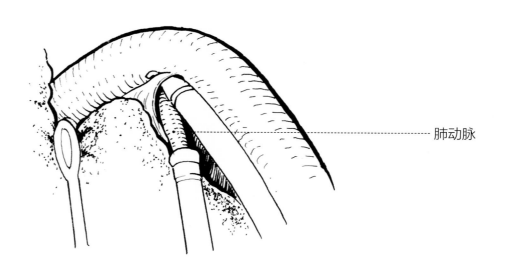

肺动脉

图 1-9-3

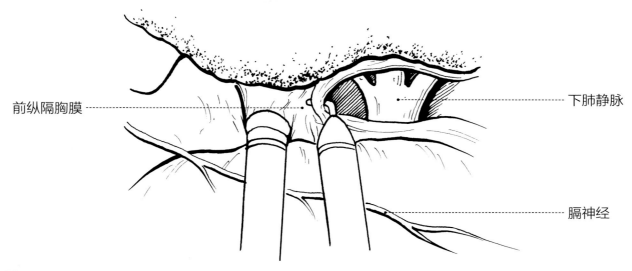

前纵隔胸膜 —————————————————— 下肺静脉

膈神经

图 1-9-4

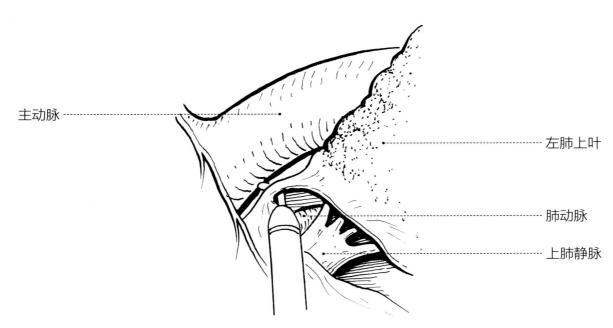

主动脉 —————————————————— 左肺上叶

肺动脉

上肺静脉

图 1-9-5

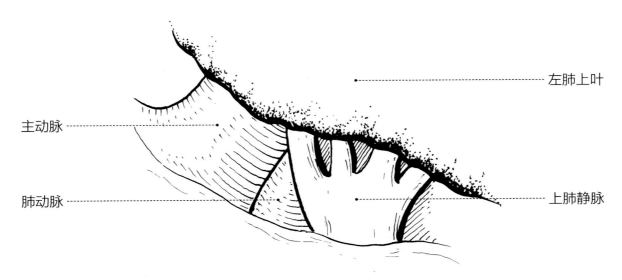

左肺上叶

主动脉

肺动脉

上肺静脉

图 1-9-6

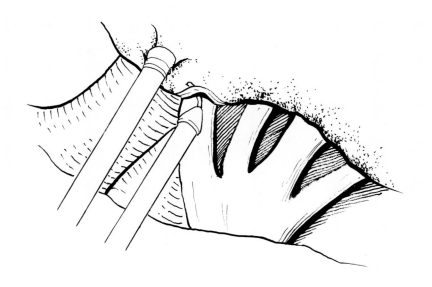

图 1-9-7

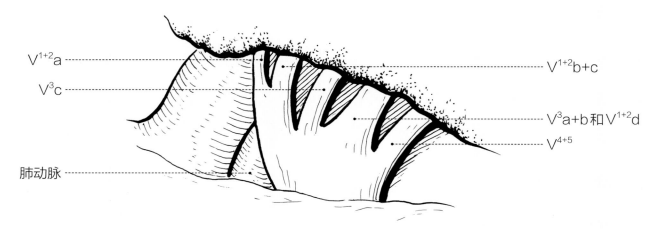

$V^{1+2}a$

V^3c

肺动脉

$V^{1+2}b+c$

V^3a+b 和 $V^{1+2}d$

V^{4+5}

图 1-9-8

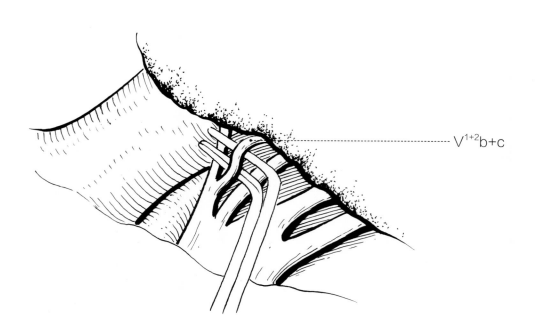

$V^{1+2}b+c$

图 1-9-9

固有段支气管（B^{1+2+3}）根部前方、沿舌段支气管（B^{4+5}）向舌段肺组织（S^{4+5}）走行，需要仔细辨认，避免误切（图1-9-13~图1-9-17）。

❻ 显露斜裂，切开胸膜，解剖、暴露出A^{1+2}c及舌段动脉（A^{4+5}）。分离A^{1+2}c至足够长度，予以切断。斜裂不全时应切开斜裂后部（图1-9-18~图1-9-21）。

❼ 提起A^{1+2}c、A^{1+2}a+b远侧残端，向远侧解剖，暴露尖后段支气管（B^{1+2}），勿损伤位于B^{1+2}前下方的段间静脉（V^{1+2}d），并显露前段支气管（B^3）及舌段支气管（B^{4+5}）。游离B^{1+2}至足够长度，试阻断B^{1+2}，膨肺，尖后段肺组织（S^{1+2}）不张而前段肺组织（S^3）及舌段肺组织（S^{4+5}）迅速膨胀，表明B^{1+2}判断正确，予以切断（图1-9-22~图1-9-25）。

❽ 用纯氧膨肺至左上肺完全膨胀，单肺通气，等待S^3、S^{4+5}塌陷，与保持膨胀的S^{1+2}之间形成的界线即为S^{1+2}与S^3、S^{4+5}的分界线。用电钩沿此界线在肺表面电凝作为标记。用腔镜直线切割吻合器沿S^{1+2}与S^3、S^{4+5}的分界线切开，切除S^{1+2}。移除标本，胸腔内注水，膨肺，观察B^{1+2}残端及段间平面残端有无漏气，左上叶S^3、S^{4+5}是否复张良好（图1-9-26~图1-9-30）。

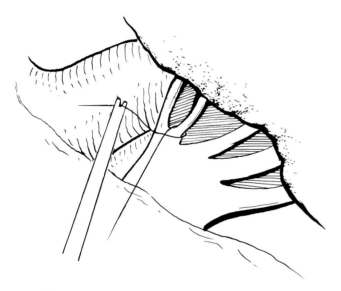

图1-9-10

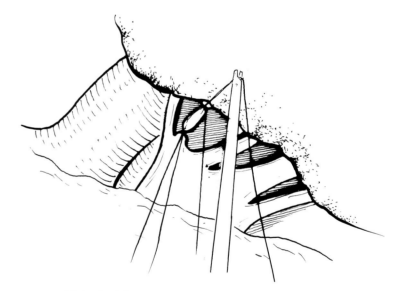

图1-9-11

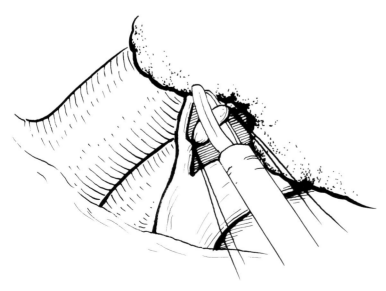

图1-9-12

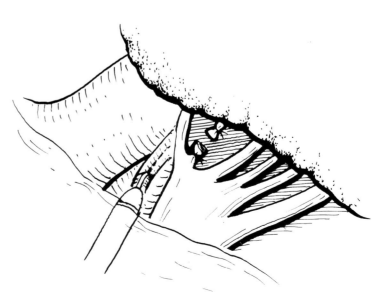

图1-9-13

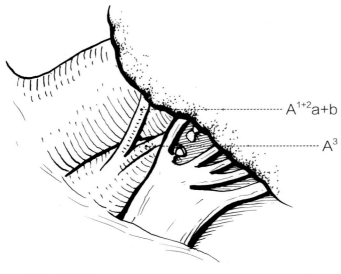

$A^{1+2}a+b$

A^3

图 1-9-14

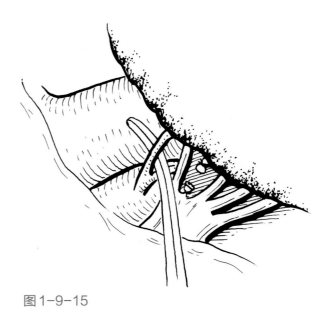

图 1-9-15

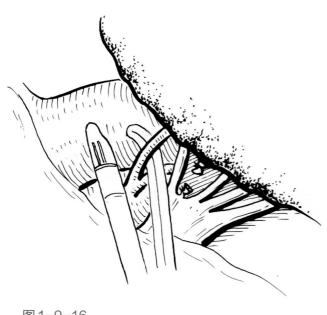

图 1-9-16

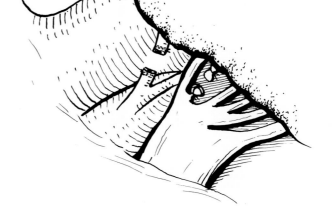

图 1-9-17

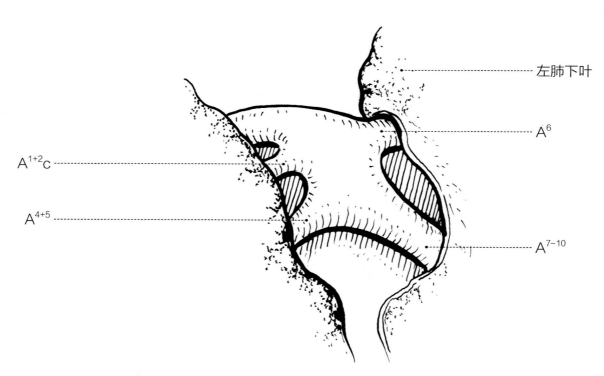

左肺下叶

A^6

$A^{1+2}c$

A^{4+5}

$A^{7\sim10}$

图 1-9-18

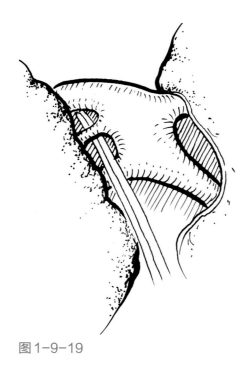

图 1-9-19

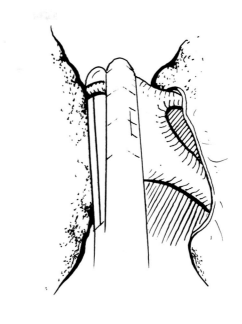

图 1-9-20

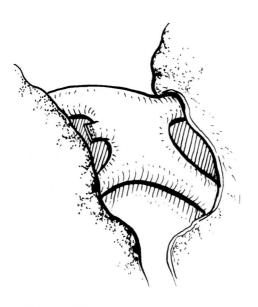

图 1-9-21

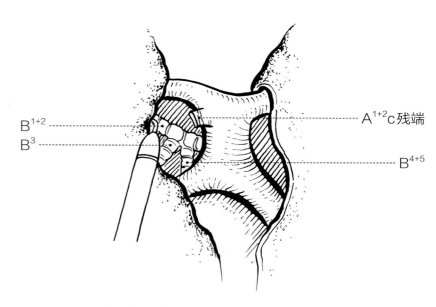

B^{1+2}

B^3

$A^{1+2}c$残端

B^{4+5}

图 1-9-22

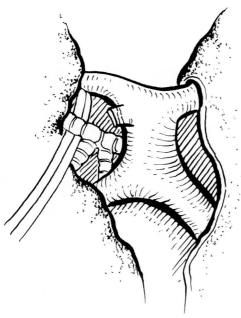

图 1-9-23

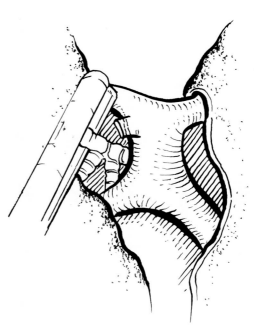

图 1-9-24

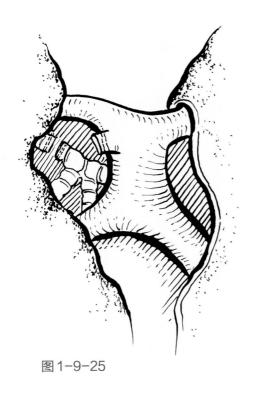

图 1-9-25

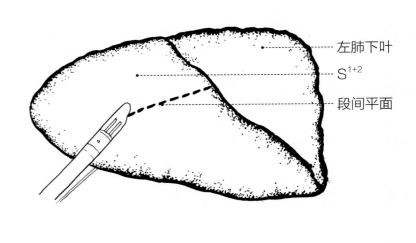

——左肺下叶

——S^{1+2}

——段间平面

图 1-9-26

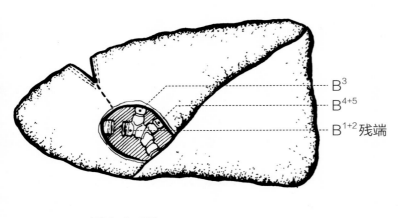

——B^3

——B^{4+5}

——B^{1+2}残端

图 1-9-27

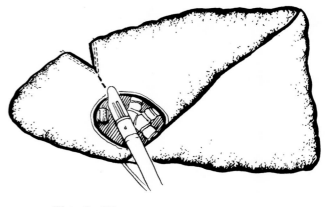

图 1-9-28

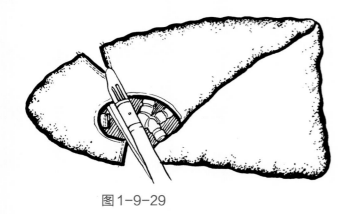

图 1-9-29

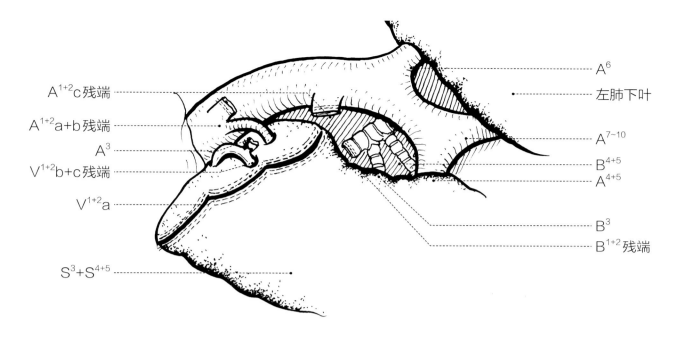

$A^{1+2}c$残端

$A^{1+2}a+b$残端

A^3

$V^{1+2}b+c$残端

$V^{1+2}a$

S^3+S^{4+5}

A^6

左肺下叶

$A^{7~10}$

B^{4+5}

A^{4+5}

B^3

B^{1+2}残端

图1-9-30

第十节　　左肺上叶前段切除术

适 应 证

❶ 肺部良性病变　肿块较大、位置较深或局限于肺段的良性病变，如：炎性假瘤、结核球、肺囊肿、硬化性血管瘤、支气管扩张、先天性囊性腺瘤样畸形等。

❷ 肺部恶性病变

（1）妥协性肺段切除：①患者年龄75周岁以上，有多种并发疾病。②心肺功能差、不能耐受肺叶切除术。③有肺切除史或肺内多发病变需同时切除。

（2）意向性肺段切除：①临床ⅠA期肺非小细胞肺癌，结节≤2cm，切缘距肿瘤≥2cm。②肿瘤恶性程度低，即磨玻璃成分≥50%，CT证实结节倍增时间≥400天。③血液肿瘤指标，癌胚抗原（CEA）、神经元特异性烯醇化酶（NSE）、鳞状上皮细胞癌抗原（SCC）、细胞角蛋白19片段（CYFRA）正常。

（3）疑为转移性结节，位置深，紧邻段血管、段支气管，无法行楔形切除术。

（4）对于部分结节术前难以明确诊断，而位置较深，位于肺膈面等无法行肺楔形切除时，为避免肺叶切除，可考虑直接行肺段切除。

禁 忌 证

❶ 病变恶性程度高，怀疑有淋巴结转移的。

❷ 靠近肺门的结节，无法保证足够的切缘，需行肺叶切除术。

术前准备　同"第六节　右肺上叶尖段切除术"。

麻　　醉　全身麻醉，双腔气管插管，右侧单肺通气。

体位及切口	右侧卧位，腋下垫软枕，双侧上肢水平前伸，曲肘。取左侧腋后线始向前第5肋间切口3~5cm。

手术步骤

❶ 入胸后，将肺组织牵向后方，在肺门前方切开纵隔胸膜。切除10组淋巴结（图1-10-1~图1-10-3）。

❷ 解剖、暴露左上叶静脉及其属支。自上而下依次为尖后段静脉的分支（$V^{1+2}a\sim c$）、前段静脉的分支（V^3b+c）、共干的前段静脉分支（V^3a）、尖后段静脉的段间静脉分支（$V^{1+2}d$）以及舌段静脉分支（V^{4+5}）。向远端分离V^3b+c至足够长度，近心端及远心端分别用丝线结扎，然后用超声刀切断（图1-10-4~图1-10-10）。

❸ 在肺门前上方游离、暴露尖前动脉干根部，并沿尖前动脉干向远端分离，显露前段动脉（A^3）及尖后段动脉分支（$A^{1+2}a+b$）。A^3通常与$V^{1+2}a\sim c$形成交叉重叠，位于其后方，适当牵开$V^{1+2}a\sim c$，并提起V^3b+c远侧残端，解剖、暴露A^3。分离A^3至足够长度，予以切断。如果存在纵隔型舌段动脉（$Med.A^{4+5}$），即舌段动脉部分或全部发自尖前动脉干的第一分支，经左上叶静脉后方、固有段支气管（B^{1+2+3}）根部前方、沿舌段支气管（B^{4+5}）向舌段肺组织（S^{4+5}）走行，需要仔细辨认，避免误切（图1-10-11~图1-10-13）。

❹ 提起V^3b+c及A^3远侧残端，解剖、暴露其后方的固有段支气管（B^{1+2+3}），继续向远端分离、显露前段支气管（B^3）（图1-10-14，图1-10-15）。

❺ 游离B^3至足够长度，试阻断B^3，膨肺，前段肺组织（S^3）不张而尖后段肺组织（S^{1+2}）及舌段肺组织（S^{4+5}）迅速膨胀，表明B^3判断正确，予以切断（图1-10-16~图1-10-18）。

❻ 用纯氧膨肺至左上肺完全膨胀，单肺通气，等待S^{1+2}、S^{4+5}塌陷，与保持膨胀的S^3之间形成的界线即为S^3与S^{1+2}、S^{4+5}的分界线。用电钩沿此界线在肺表面电凝作为标记。用腔镜直线切割吻合器沿S^3与S^{1+2}、S^{4+5}的分界线切开，切除S^3。移除标本，胸腔内注水，膨肺，观察B^3残端及段间平面残端有无漏气，左上叶S^{1+2}、S^{4+5}是否复张良好（图1-10-19~图1-10-23）。

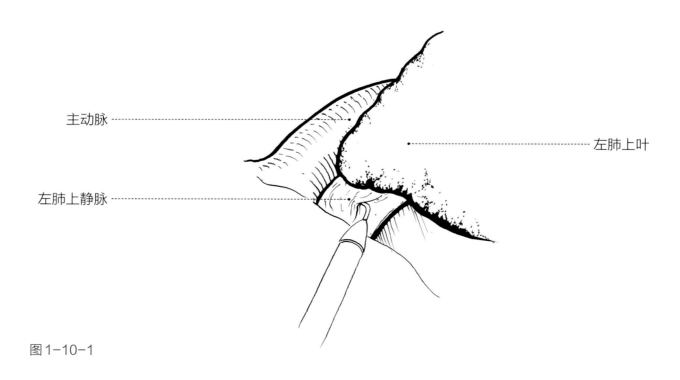

主动脉

左肺上叶

左肺上静脉

图1-10-1

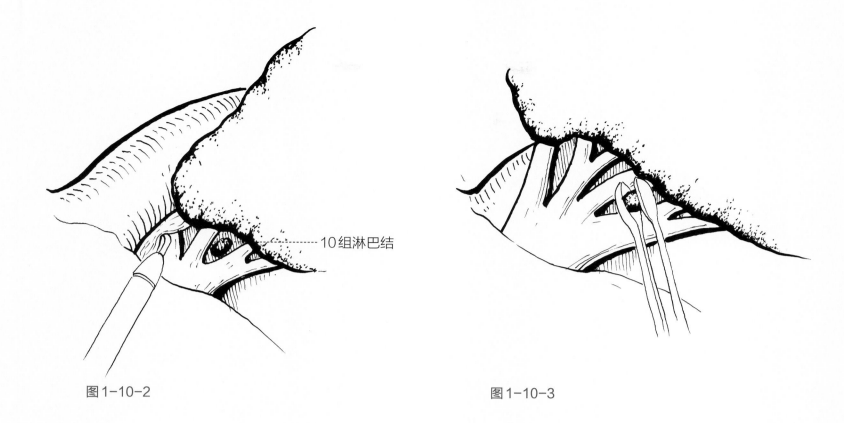

10组淋巴结

图 1-10-2

图 1-10-3

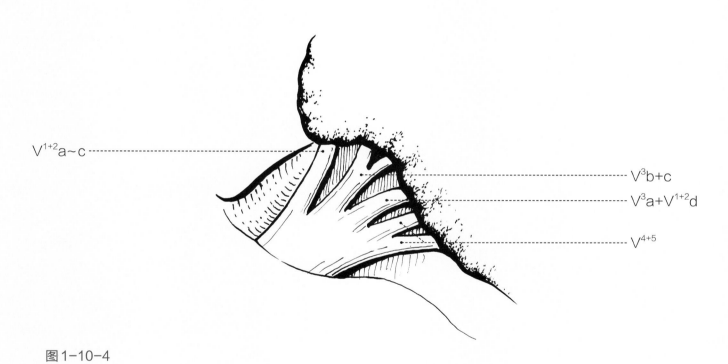

$V^{1+2}a\sim c$

V^3b+c

$V^3a+V^{1+2}d$

V^{4+5}

图 1-10-4

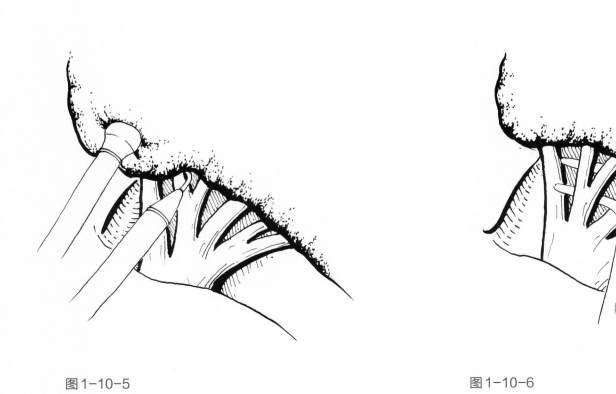

图 1-10-5

图 1-10-6

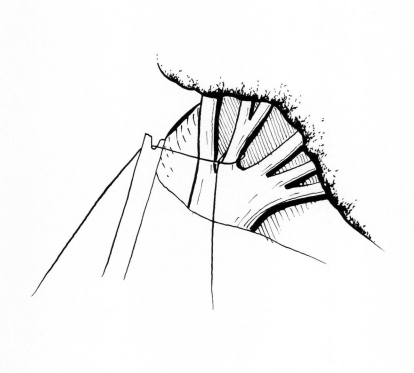

图 1-10-7

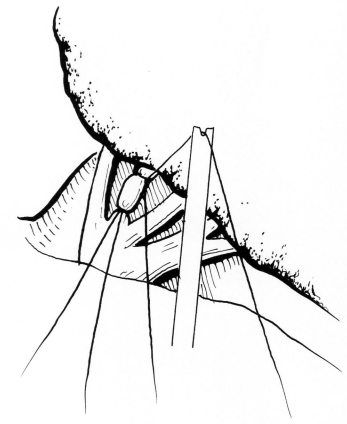

图 1-10-8

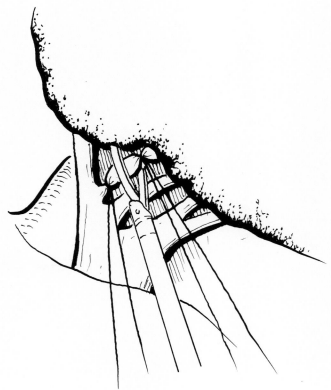

图 1-10-9

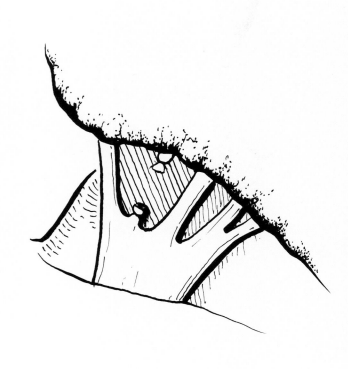

图 1-10-10

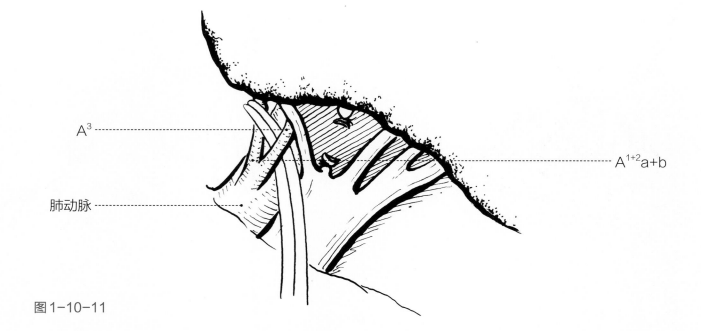

图 1-10-11

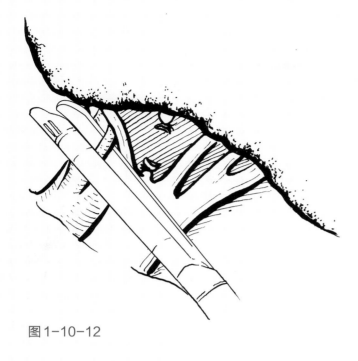

图 1-10-12

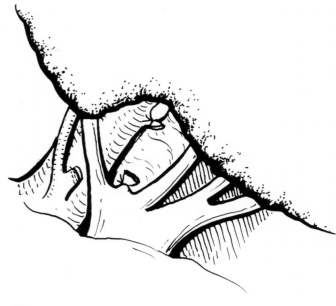

图 1-10-13

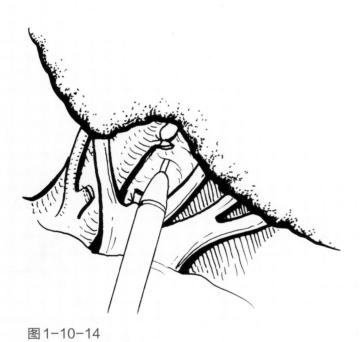

图 1-10-14

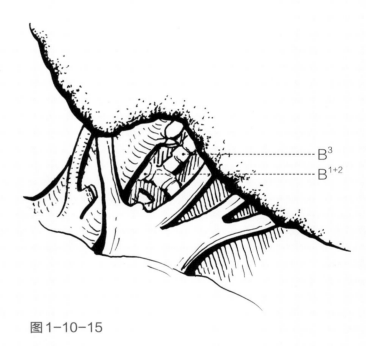

B^3

B^{1+2}

图 1-10-15

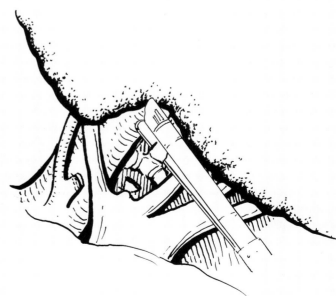

图 1-10-16

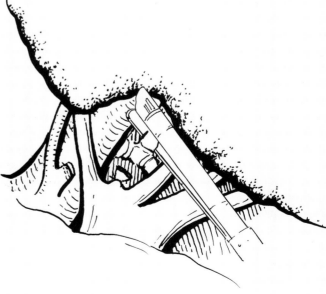

图 1-10-17

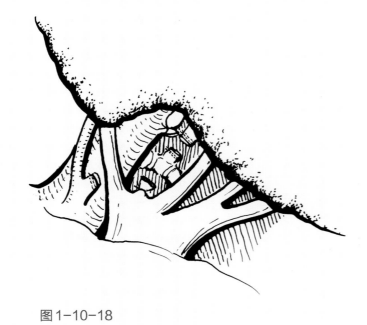

图 1-10-18

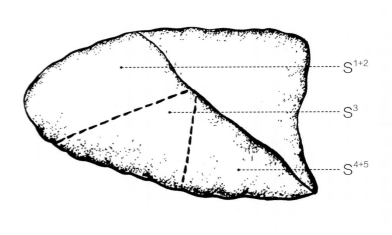

S^{1+2}

S^3

S^{4+5}

图 1-10-19

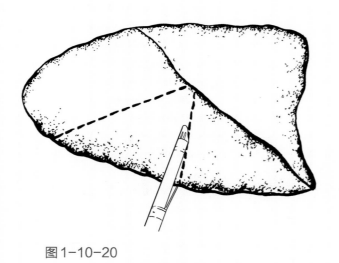

图 1-10-20

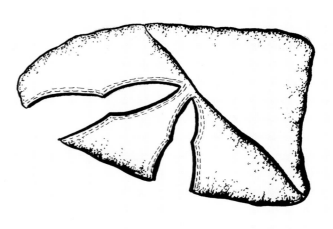

图 1-10-21

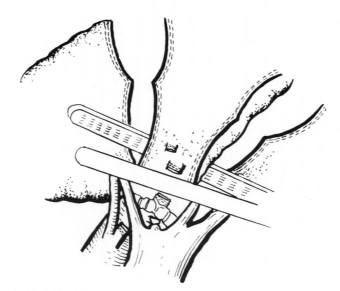

图 1-10-22

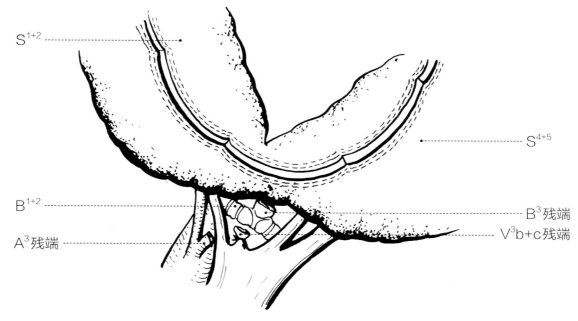

S^{1+2}

S^{4+5}

B^{1+2}

B^{3}残端

A^{3}残端

V^{3}b+c残端

图 1-10-23

第十一节　左肺上叶舌段切除术

适 应 证　❶ 肺部良性病变　肿块较大、位置较深或局限于肺段的良性病变，如：炎性假瘤、结核球、肺囊肿、硬化性血管瘤、支气管扩张、先天性囊性腺瘤样畸形等。

❷ 肺部恶性病变

（1）妥协性肺段切除：①患者年龄75周岁以上，有多种并发疾病。②心肺功能差、不能耐受肺叶切除术。③有肺切除史或肺内多发病变需同时切除。

（2）意向性肺段切除：①临床ⅠA期肺非小细胞肺癌，结节≤2cm，切缘距肿瘤≥2cm。②肿瘤恶性程度低，即磨玻璃成分≥50%，CT证实结节倍增时间≥400天。③血液肿瘤指标，癌胚抗原（CEA）、神经元特异性烯醇化酶（NSE）、鳞状上皮细胞癌抗原（SCC）、细胞角蛋白19片段（CYFRA）正常。

（3）疑为转移性结节，位置深，紧邻段血管、段支气管，无法行楔形切除术。

（4）对于部分结节术前难以明确诊断，而位置较深，位于肺膈面等无法行肺楔形切除时，为避免肺叶切除，可考虑直接行肺段切除。

禁 忌 证　❶ 病变恶性程度高，怀疑有淋巴结转移的。

❷ 靠近肺门的结节，无法保证足够的切缘，需行肺叶切除术。

术前准备　同"第六节　右肺上叶尖段切除术"。

麻　　醉	全身麻醉，双腔气管插管，右侧单肺通气。
体位及切口	右侧卧位，腋下垫软枕，双侧上肢水平前伸，曲肘。取左侧腋后线始向前第5肋间切口3~5cm。
手术步骤	❶ 入胸后，将肺组织牵向后方，在肺门前方切开纵隔胸膜，显露上肺静脉。分离舌段静脉（V^{4+5}）与尖后段静脉及前段静脉（V^{1+2+3}）之间的间隙，游离舌段静脉（V^{4+5}）至足够长度。切断舌段静脉（V^{4+5}）（图1-11-1~图1-11-5）。
	❷ 于舌段静脉残端后方初步游离上叶支气管（图1-11-6）。
	❸ 暴露斜裂，解剖、暴露叶间肺动脉干，向前方游离，显露舌段动脉（A^{4+5}）。继续向远端游离舌段动脉（A^{4+5}）至足够长度，切断舌段动脉（A^{4+5}）（图1-11-7~图1-11-11）。
	❹ 继续分离、暴露位于舌段动脉（A^{4+5}）残端后方的舌段支气管（B^{4+5}）。试阻断舌段支气管（B^{4+5}），膨肺，舌段（S^{4+5}）肺组织不张，而固有段（S^{1+2+3}）肺组织迅速膨胀，表明舌段支气管（B^{4+5}）判断正确，予以切断（图1-11-12~图1-11-14）。

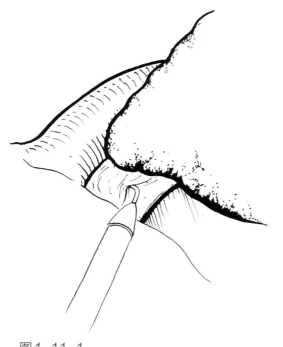

图1-11-1

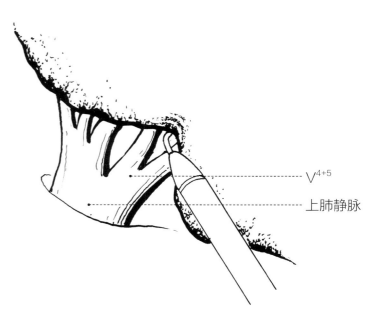

V^{4+5}

上肺静脉

图1-11-2

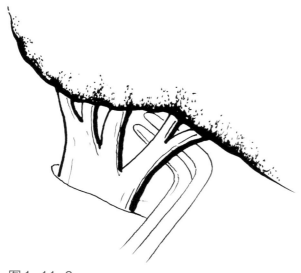

图1-11-3

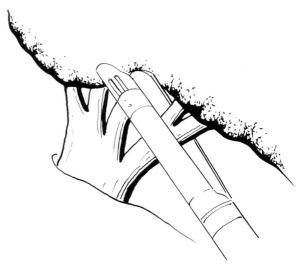

图1-11-4

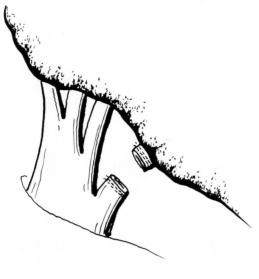

图 1-11-5

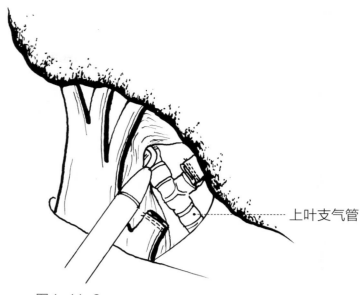

上叶支气管

图 1-11-6

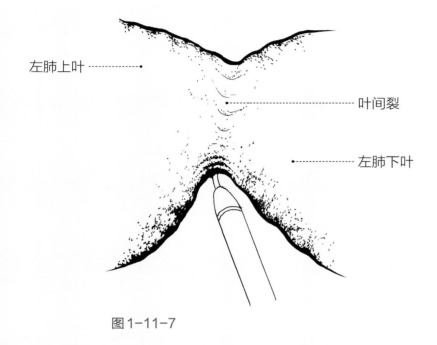

左肺上叶

叶间裂

左肺下叶

图 1-11-7

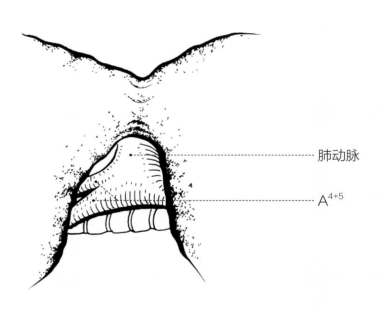

肺动脉

A^{4+5}

图 1-11-8

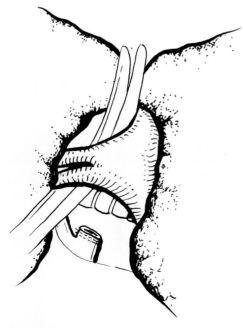

图 1-11-9

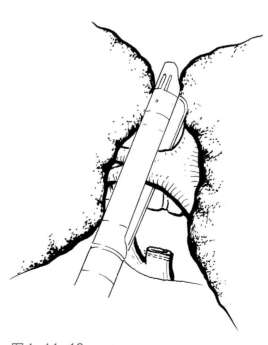

图 1-11-10

083

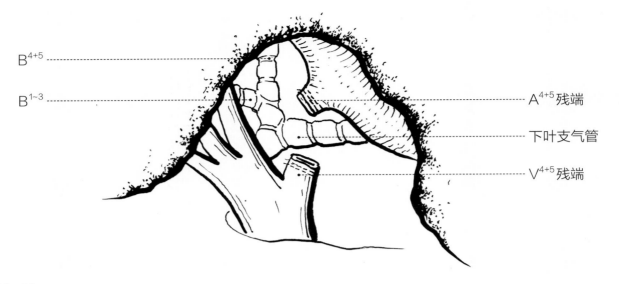

B⁴⁺⁵ ......

B¹⁻³ ......

A⁴⁺⁵残端

下叶支气管

V⁴⁺⁵残端

图 1-11-11

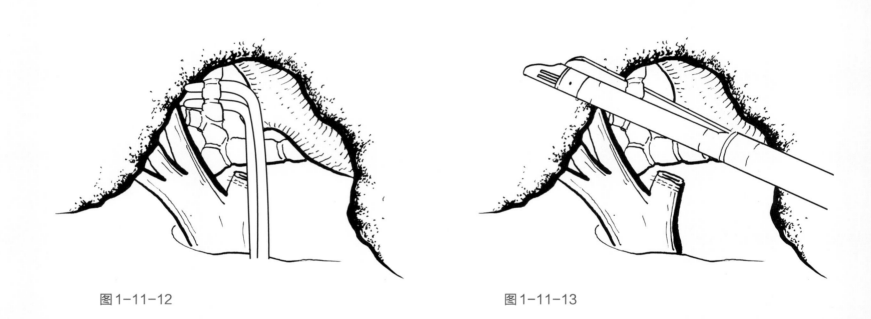

图 1-11-12

图 1-11-13

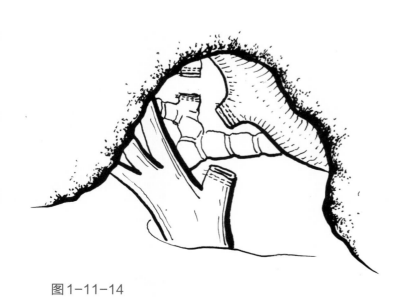

图 1-11-14

❺ 提起舌段支气管（B^{4+5}）远侧残端，向远侧充分游离，使血管、支气管残端远离肺门结构。用纯氧膨肺至左上肺完全膨胀，单肺通气，等待固有段（S^{1+2+3}）塌陷，与保持膨胀的舌段（S^{4+5}）之间形成的界线即为舌段（S^{4+5}）与固有段（S^{1+2+3}）的分界线，用电钩沿此界线在肺表面电凝作为标记。用腔镜直线切割吻合器沿舌段（S^{4+5}）与固有段（S^{1+2+3}）的分界线切开，切除舌段（S^{4+5}）。移除标本，胸腔内注水，膨肺，观察舌段支气管（B^{4+5}）残端及段间平面残端有无漏气，左上叶固有段（S^{1+2+3}）是否复张良好（图1-11-15~图1-11-18）。

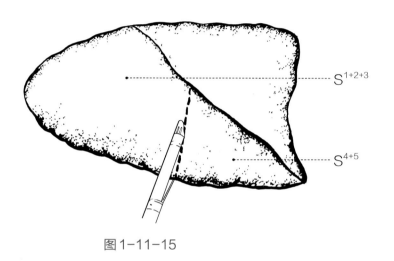

图1-11-15

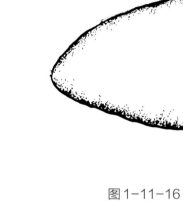

图1-11-16

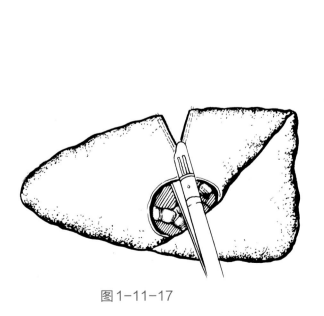

图1-11-17

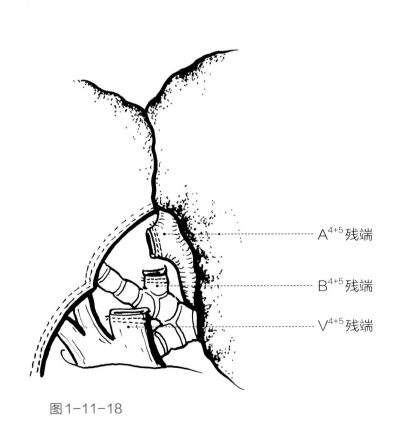

图1-11-18

第十二节　下叶背段切除术

| 适 应 证 | ❶ 肺部良性病变　肿块较大、位置较深或局限于肺段的良性病变，如：炎性假瘤、结核球、肺囊肿、硬化性血管瘤、支气管扩张、先天性囊性腺瘤样畸形等。 |

❶ 肺部良性病变　肿块较大、位置较深或局限于肺段的良性病变，如：炎性假瘤、结核球、肺囊肿、硬化性血管瘤、支气管扩张、先天性囊性腺瘤样畸形等。

❷ 肺部恶性病变

（1）妥协性肺段切除：①患者年龄75周岁以上，有多种并发疾病。②心肺功能差、不能耐受肺叶切除术。③有肺切除史或肺内多发病变需同时切除。

（2）意向性肺段切除：①临床 ⅠA 期肺非小细胞肺癌，结节 ≤ 2cm，切缘距肿瘤 ≥ 2cm。②肿瘤恶性程度低，即磨玻璃成分 ≥ 50%，CT 证实结节倍增时间 ≥ 400天。③血液肿瘤指标，癌胚抗原（CEA）、神经元特异性烯醇化酶（NSE）、鳞状上皮细胞癌抗原（SCC）、细胞角蛋白19片段（CYFRA）正常。

（3）疑为转移性结节，位置深，紧邻段血管、段支气管，无法行楔形切除术。

（4）对于部分结节术前难以明确诊断，而位置较深，位于肺膈面等无法行肺楔形切除时，为避免肺叶切除，可考虑直接行肺段切除。

禁 忌 证

❶ 病变恶性程度高，怀疑有淋巴结转移的。

❷ 靠近肺门的结节，无法保证足够的切缘，需行肺叶切除术。

术前准备　同"第六节 右肺上叶尖段切除术"。

麻　　醉　全身麻醉，双腔气管插管，健侧单肺通气。

体位及切口　健侧卧位，腋下垫软枕，双侧上肢水平前伸，曲肘。取患侧腋后线始向前第5肋间切口3~5cm。

手术步骤

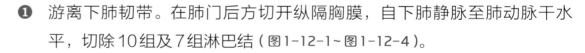

❶ 游离下肺韧带。在肺门后方切开纵隔胸膜，自下肺静脉至肺动脉干水平，切除10组及7组淋巴结（图1-12-1~图1-12-4）。

ER 1-12-1

ER 1-12-1
右肺下叶背段切除术

❷ 自肺门后方向远端游离下肺静脉，显露背段静脉（V^6）与基底段静脉（$V^{7~10}$），向远端继续游离背段静脉（V^6）至足够长度。背段静脉（V^6）分成 V^6a、V^6b、V^6c 三支，游离 V^6a 并切断（图1-12-5~图1-12-7）。

❸ 暴露斜裂，在斜裂中部切开胸膜，解剖、暴露叶间肺动脉干。斜裂发育不全时，切开斜裂后部。沿肺动脉干向远端游离，显露背段动脉（A^6）及基底段动脉（$A^{7~10}$），切除12组淋巴结（图1-12-8~图1-12-10）。

❹ 向远端继续游离背段动脉（A^6）至足够长度，切断背段动脉（A^6）（图1-12-11~图1-12-13）。

❺ 在斜裂处提起背段动脉（A^6）远侧残端，沿下叶支气管表面向远端分离、显露背段支气管（B^6）。试阻断背段支气管（B^6），膨肺，背段（S^6）肺组织不张，而基底段（$S^{7~10}$）肺组织迅速膨胀，表明背段支气管（B^6）判断正确，予以切断（图1-12-14~图1-12-18）。

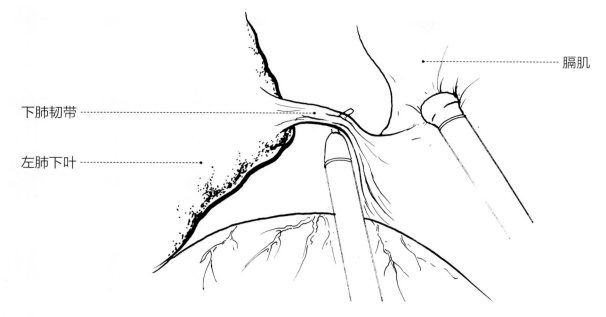

下肺韧带

左肺下叶

膈肌

图 1-12-1

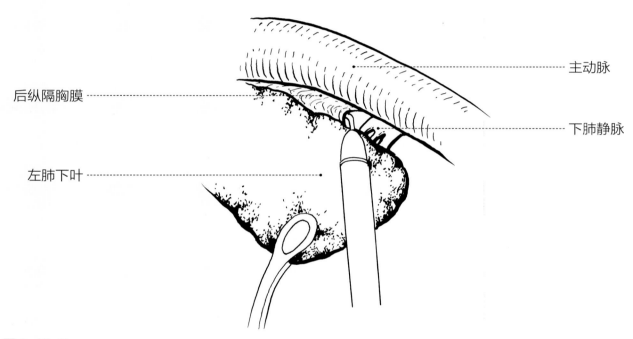

后纵隔胸膜

左肺下叶

主动脉

下肺静脉

图 1-12-2

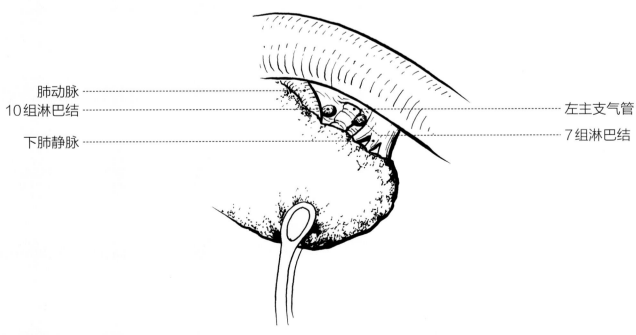

肺动脉

10组淋巴结

下肺静脉

左主支气管

7组淋巴结

图 1-12-3

087

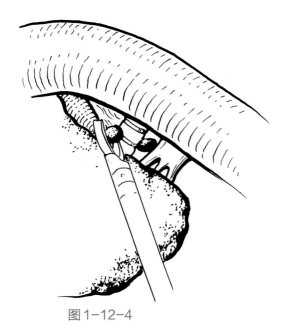

图 1-12-4

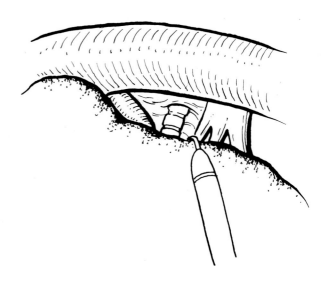

图 1-12-5

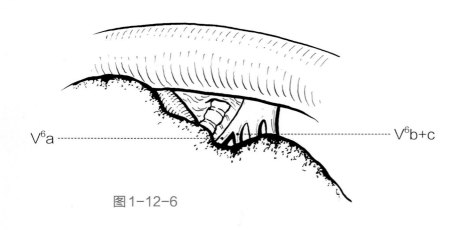

V^6a .... V^6b+c

图 1-12-6

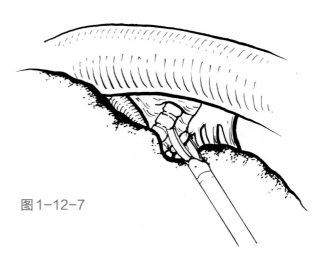

图 1-12-7

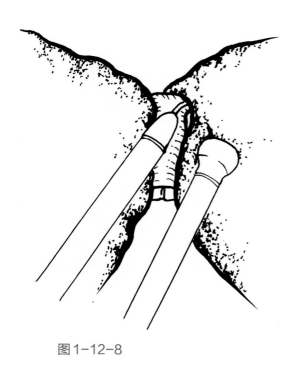

图 1-12-8

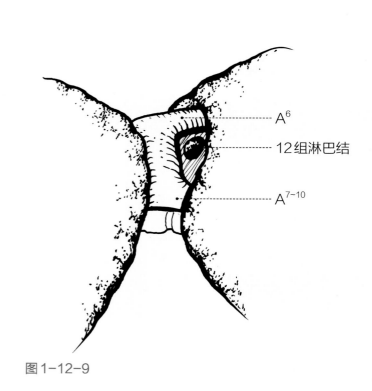

A^6

12组淋巴结

$A^{7\sim10}$

图 1-12-9

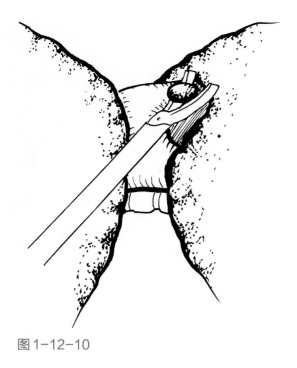

图 1-12-10

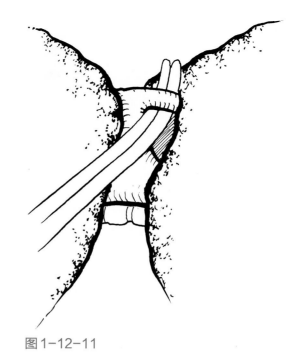

图 1-12-11

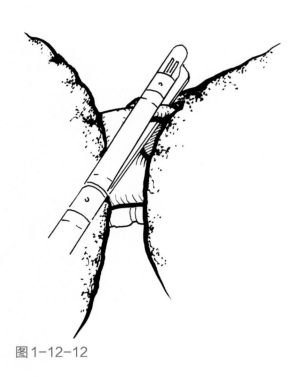

图 1-12-12

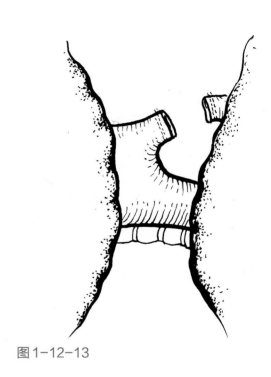

图 1-12-13

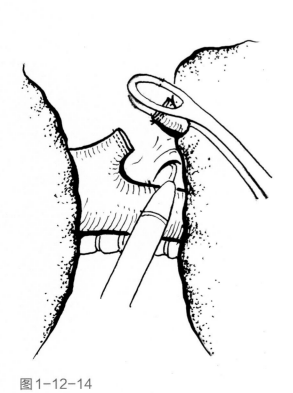

图 1-12-14

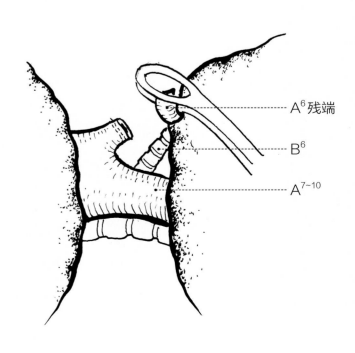

A^6残端

B^6

$A^{7\sim10}$

图 1-12-15

089

❻ 提起背段支气管（B⁶）、背段静脉a支（V⁶a）远侧残端，向远侧充分游离，使血管、支气管残端远离肺门结构。用纯氧膨肺至下肺完全膨胀，单肺通气，等待基底段（S⁷⁻¹⁰）塌陷，与保持膨胀的背段（S⁶）之间形成的界线即为背段（S⁶）与基底段（S⁷⁻¹⁰）的分界线，用电钩沿此界线在肺表面电凝作为标记。用腔镜直线切割吻合器沿背段（S⁶）与基底段（S⁷⁻¹⁰）的分界线切开，切除背段（S⁶）。移除标本，胸腔内注水，膨肺，观察背段支气管（B⁶）残端及段间平面残端有无漏气，左下叶基底段（S⁷⁻¹⁰）是否复张良好（图1-12-19~图1-12-23）。

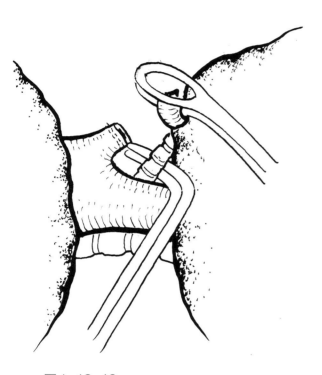

图1-12-16

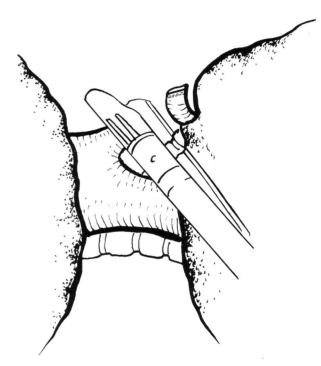

图1-12-17

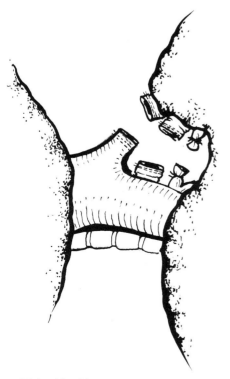

图1-12-18

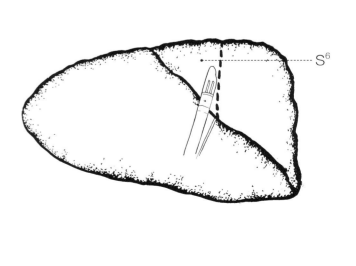

图1-12-19

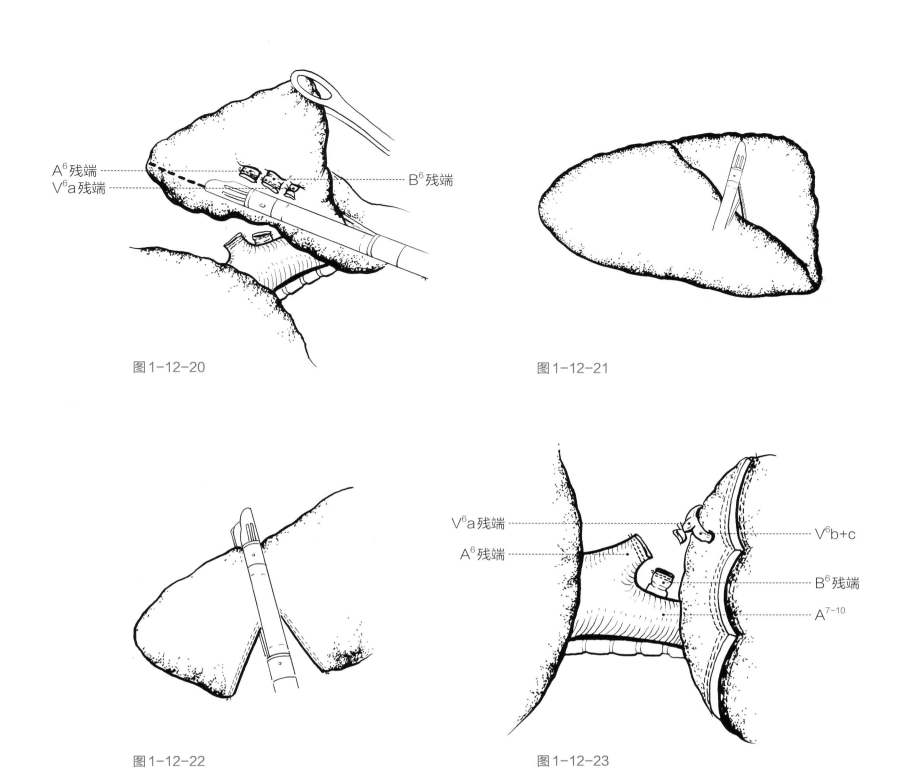

图 1-12-20

图 1-12-21

图 1-12-22

图 1-12-23

第十三节　右全肺切除术

适 应 证		右肺原发性、中心型非小细胞癌，肿瘤侵及肺动脉主干、右主支气管，无法行肺叶切除术。
禁 忌 证	❶	绝对禁忌证
		（1）侵犯纵隔、心脏大血管，或重要的神经，如喉返神经等。
		（2）侵犯隆突或气管。
		（3）侵犯大范围胸壁，需要进行胸壁重建。
	❷	相对禁忌证
		（1）多站淋巴结转移。

（2）纵隔淋巴结结核或钙化，与周围血管或支气管界限不清。

（3）既往有患侧胸部手术史，或者胸膜感染史，胸膜肥厚粘连严重，胸腔镜不能进入者。

（4）纵隔放疗后。

❸ 其他禁忌证

（1）一般情况差，心、肺功能严重损害、恶病质，不能耐受手术者。

（2）肺功能严重下降，不能耐受单肺通气者。

（3）心血管系统严重疾患：①近3个月内发生急性心肌梗死者。②近期内有严重的心绞痛反复发作者。③全心衰竭伴心脏明显扩大，心功能Ⅲ级以上者。④有严重的室性心律失常者。

（4）凝血机制障碍者。

（5）各种原因所致气管、支气管严重畸形，无法行双腔气管插管或单侧支气管插管者。

（6）休克患者，经输液输血未能缓解者。

（7）严重感染未控制者。

麻　醉　　　全身麻醉，双腔气管插管，左侧单肺通气。

体　位　　　左侧卧位，腋下垫软枕，双侧上肢水平前伸，曲肘。取右侧腋后线始向前第5肋间切口约5cm。

手术步骤　　❶ 将肺组织牵向后方，在肺静脉及膈神经之间切开前纵隔胸膜（图1-13-1）。

❷ 游离上肺静脉与肺中叶静脉之间的间隙，明确肺中叶静脉和上肺静脉（图1-13-2）。

❸ 游离上肺静脉，向后游离右肺上叶尖前段动脉（图1-13-3）。

❹ 游离右肺动脉主干（图1-13-4）。

❺ 用阻断带阻断右肺动脉主干，观察患者生命体征指标15分钟，如无变化继续行右全肺切除术（图1-13-5）。

❻ 将肺组织牵向前方，用电钩分离后纵隔胸膜（图1-13-6）。

❼ 游离下肺静脉（图1-13-7）。

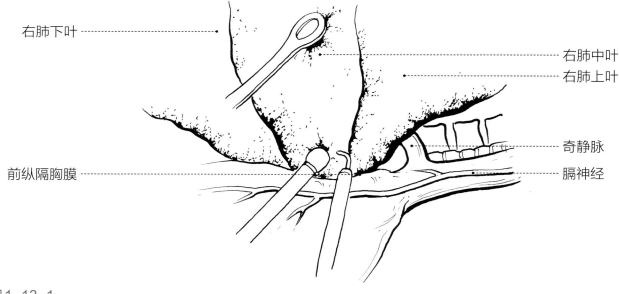

右肺下叶

前纵隔胸膜

右肺中叶

右肺上叶

奇静脉

膈神经

图1-13-1

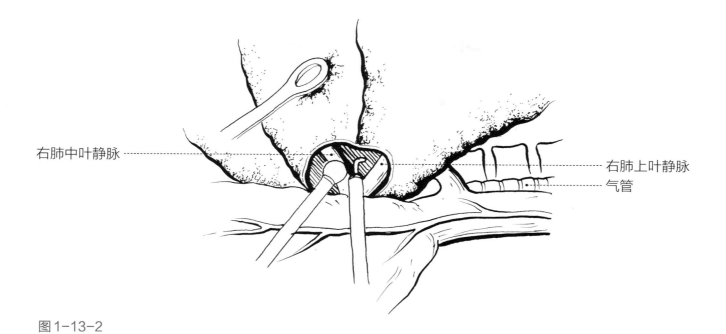

右肺中叶静脉 ----------   ---------- 右肺上叶静脉
                                                         ---------- 气管

图 1-13-2

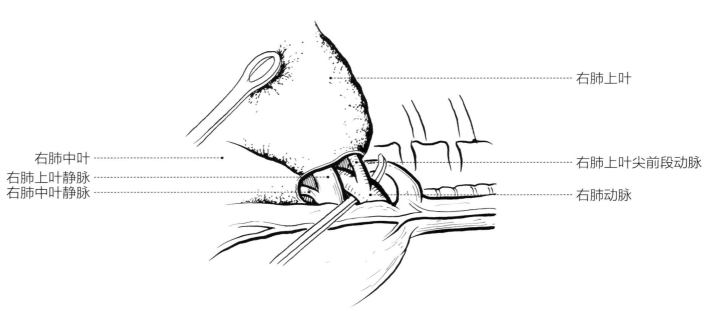

右肺中叶 ----------   ---------- 右肺上叶

右肺上叶静脉 ----------
右肺中叶静脉 ----------   ---------- 右肺上叶尖前段动脉
                                                         ---------- 右肺动脉

图 1-13-3

右肺中叶 ----------   ---------- 右肺上叶
右肺上叶静脉 ----------
右肺中叶静脉 ----------   ---------- 右肺上叶尖前段动脉
                                                         ---------- 右肺动脉

图 1-13-4

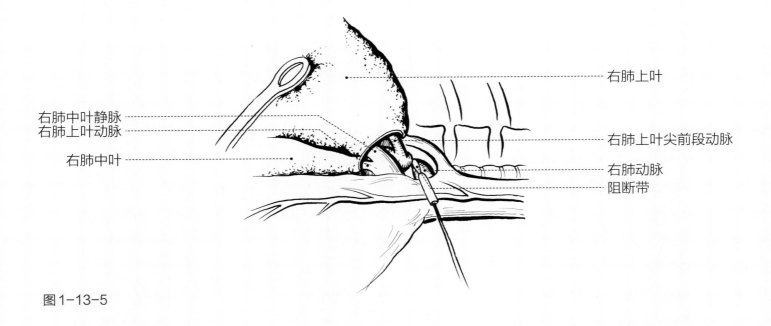

右肺中叶静脉 ⸱⸱⸱⸱⸱⸱⸱⸱⸱
右肺上叶动脉 ⸱⸱⸱⸱⸱⸱⸱⸱⸱

右肺中叶 ⸱⸱⸱⸱⸱⸱⸱⸱⸱

右肺上叶 ⸱⸱⸱⸱⸱⸱⸱⸱⸱

右肺上叶尖前段动脉 ⸱⸱⸱⸱⸱⸱⸱⸱⸱

右肺动脉 ⸱⸱⸱⸱⸱⸱⸱⸱⸱
阻断带 ⸱⸱⸱⸱⸱⸱⸱⸱⸱

图 1-13-5

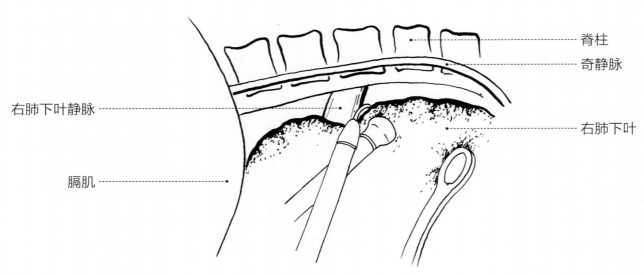

脊柱 ⸱⸱⸱⸱⸱⸱⸱⸱⸱
奇静脉 ⸱⸱⸱⸱⸱⸱⸱⸱⸱

右肺下叶静脉 ⸱⸱⸱⸱⸱⸱⸱⸱⸱

右肺下叶 ⸱⸱⸱⸱⸱⸱⸱⸱⸱

膈肌 ⸱⸱⸱⸱⸱⸱⸱⸱⸱

图 1-13-6

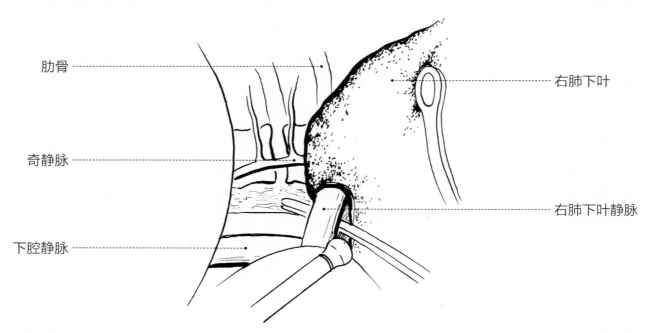

肋骨 ⸱⸱⸱⸱⸱⸱⸱⸱⸱

右肺下叶 ⸱⸱⸱⸱⸱⸱⸱⸱⸱

奇静脉 ⸱⸱⸱⸱⸱⸱⸱⸱⸱

下腔静脉 ⸱⸱⸱⸱⸱⸱⸱⸱⸱

右肺下叶静脉 ⸱⸱⸱⸱⸱⸱⸱⸱⸱

图 1-13-7

⑧ 用腔镜直线切割吻合器切断下肺静脉（图1-13-8）。

⑨ 把肺组织牵向后方，切除中叶静脉和上叶静脉之间的淋巴结（图1-13-9）。

⑩ 用直角钳游离右肺中叶静脉（图1-13-10）。

⑪ 用7号丝线分别结扎右肺中叶静脉近心端（图1-13-11）和远心端后，用超声刀切断右肺中叶静脉（图1-13-12）。

⑫ 用长弯钳游离右肺上叶静脉（图1-13-13）。

⑬ 用腔镜直线切割吻合器切断右肺上叶静脉（图1-13-14）。

⑭ 用腔镜直线切割吻合器切断右肺动脉干（图1-13-15）。

⑮ 游离右主支气管（图1-13-16）。

⑯ 用腔镜直线切割吻合器切断右主支气管（图1-13-17）。

⑰ 右全肺切除术后肺门（图1-13-18）。

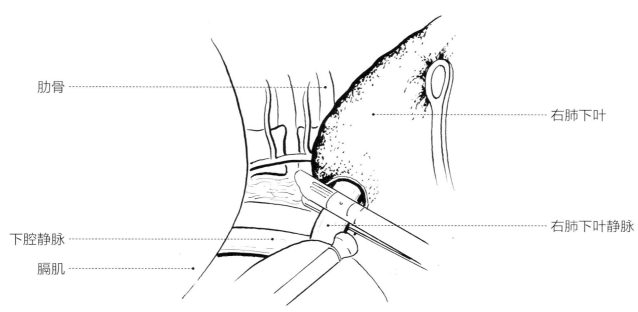

图 1-13-8

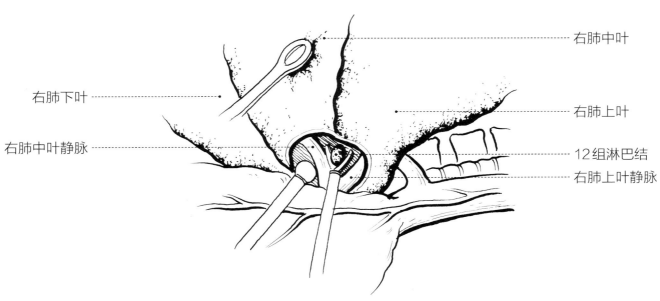

图 1-13-9

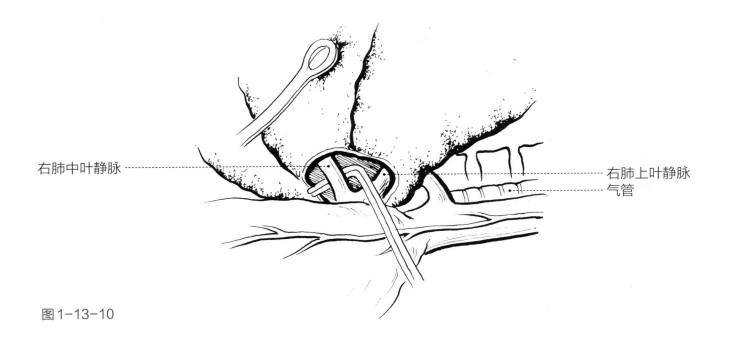

右肺中叶静脉 ⋯⋯⋯⋯⋯ 右肺上叶静脉
气管

图 1-13-10

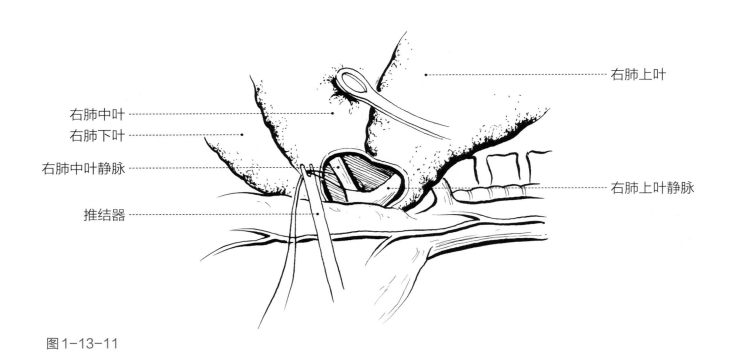

右肺上叶

右肺中叶 ⋯⋯⋯⋯
右肺下叶 ⋯⋯⋯⋯
右肺中叶静脉 ⋯⋯⋯⋯ 右肺上叶静脉
推结器 ⋯⋯⋯⋯

图 1-13-11

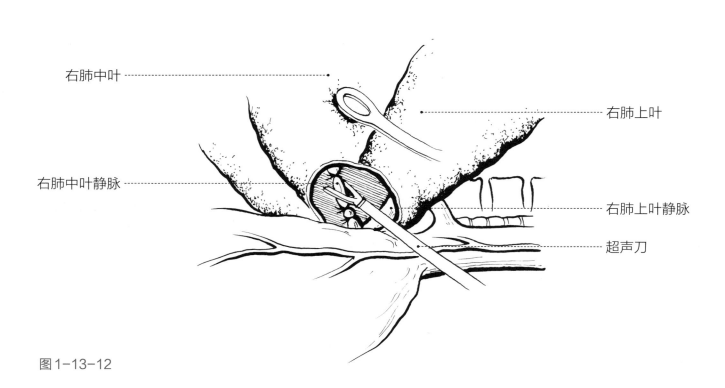

右肺中叶 ⋯⋯⋯⋯ 右肺上叶

右肺中叶静脉 ⋯⋯⋯⋯ 右肺上叶静脉
超声刀

图 1-13-12

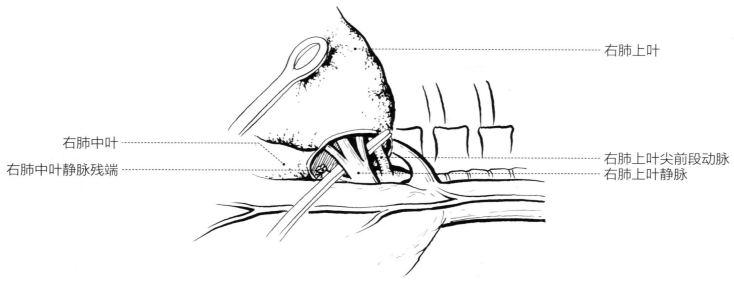

右肺中叶 ----------- 右肺上叶

右肺中叶静脉残端 ----------- 右肺上叶尖前段动脉
右肺上叶静脉

图 1-13-13

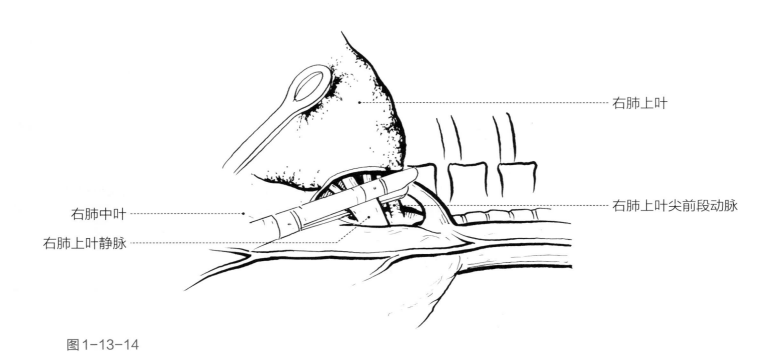

右肺上叶

右肺中叶 ----------- 右肺上叶尖前段动脉

右肺上叶静脉 -----------

图 1-13-14

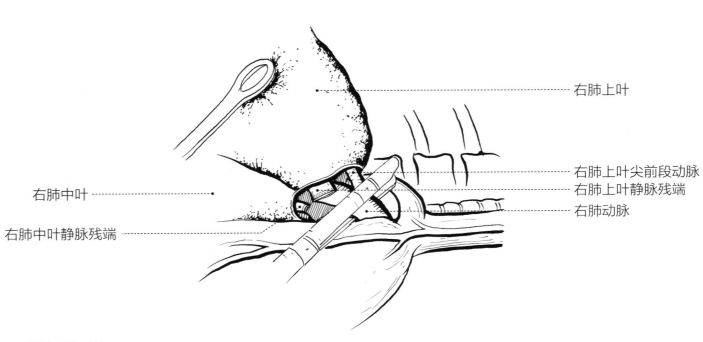

右肺上叶

右肺上叶尖前段动脉
右肺中叶 ----------- 右肺上叶静脉残端
右肺动脉

右肺中叶静脉残端 -----------

图 1-13-15

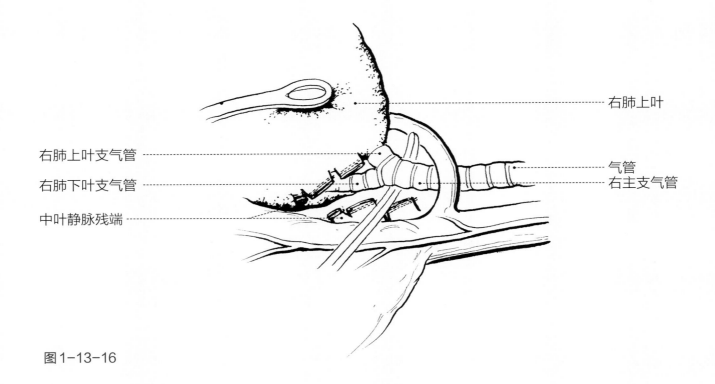

右肺上叶支气管 ⋯⋯⋯⋯⋯⋯⋯⋯⋯⋯ 右肺上叶

右肺上叶支气管 ⋯⋯⋯⋯⋯⋯⋯⋯⋯⋯ 气管

右肺下叶支气管 ⋯⋯⋯⋯⋯⋯⋯⋯⋯⋯ 右主支气管

中叶静脉残端 ⋯⋯⋯⋯⋯⋯⋯⋯⋯⋯

图 1-13-16

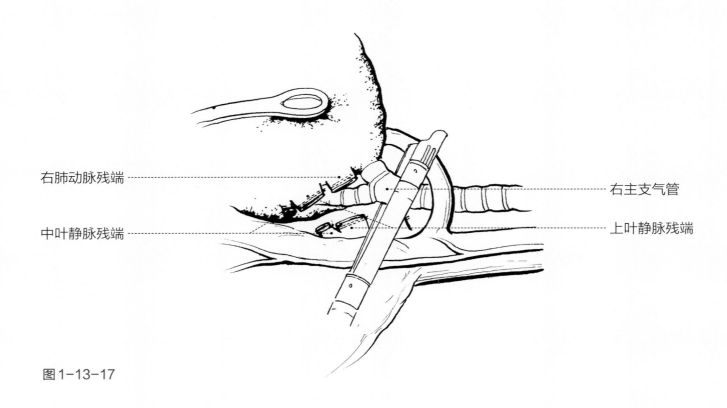

右肺动脉残端 ⋯⋯⋯⋯⋯⋯⋯⋯⋯⋯ 右主支气管

中叶静脉残端 ⋯⋯⋯⋯⋯⋯⋯⋯⋯⋯ 上叶静脉残端

图 1-13-17

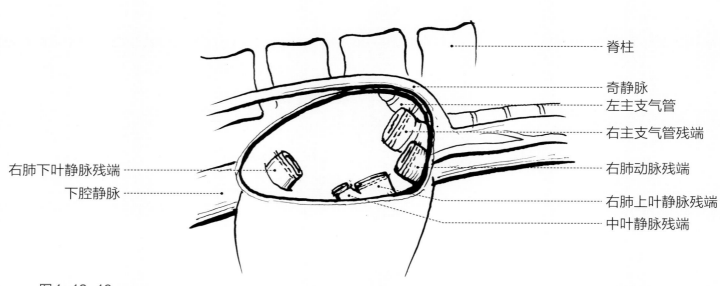

脊柱

奇静脉

左主支气管

右主支气管残端

右肺下叶静脉残端 ⋯⋯⋯⋯⋯⋯⋯⋯⋯⋯ 右肺动脉残端

下腔静脉 ⋯⋯⋯⋯⋯⋯⋯⋯⋯⋯ 右肺上叶静脉残端

中叶静脉残端

图 1-13-18

第十四节　左全肺切除术

适 应 证　　左肺原发性、中心型非小细胞癌，肿瘤侵及肺动脉主干、左主支气管，无法行肺叶切除术。

禁 忌 证　❶　绝对禁忌证

（1）侵犯纵隔、心脏大血管，或重要的神经，如喉返神经等。

（2）侵犯隆突或气管。

（3）侵犯大范围胸壁，需要进行胸壁重建。

❷　相对禁忌证

（1）多站淋巴结转移。

（2）纵隔淋巴结结核或钙化，与周围血管或支气管界限不清。

（3）既往有患侧胸部手术史，或者胸膜感染史，胸膜肥厚粘连严重，胸腔镜不能进入者。

（4）纵隔放疗后。

❸　其他禁忌证

（1）一般情况差，心、肺功能严重损害、恶病质，不能耐受手术者。

（2）肺功能严重下降，不能耐受单肺通气者。

（3）心血管系统严重疾患：①近3个月内发生急性心肌梗死者。②近期内有严重的心绞痛反复发作者。③全心衰竭伴心脏明显扩大，心功能Ⅲ级以上者。④有严重的室性心律失常者。

（4）凝血机制障碍者。

（5）各种原因所致气管、支气管严重畸形，无法行双腔气管插管或单侧支气管插管者。

（6）休克患者，经输液输血未能缓解者。

（7）严重感染未控制者。

麻　　醉　　全身麻醉，双腔气管插管，右侧单肺通气。

体　　位　　右侧卧位，腋下垫软枕，双侧上肢水平前伸，曲肘。取左侧腋后线始向前第5肋间切口约5cm。

手术步骤　❶　将下叶肺向头侧牵拉，以吸引器压迫膈肌，充分暴露视野，游离下肺韧带至下肺静脉下缘，清扫9组淋巴结（图1-14-1，图1-14-2）。

❷　将肺叶向前牵拉，沿胸膜反折游离后纵隔胸膜，暴露下肺静脉后缘，并向后方游离静脉与下叶支气管之间的间隙（图1-14-3，图1-14-4）。

❸　向上游离至肺动脉干，清扫后10组淋巴结，显露肺动脉干与下叶支气管之间的间隙，继续向上游离避免损伤迷走神经（图1-14-5）。

❹　将下叶肺牵拉向后，沿胸膜反折游离前纵隔胸膜，暴露下肺静脉前缘，并向后方游离静脉与下叶支气管之间的间隙，裸化下肺静脉（图1-14-6）。

❺　继续游离前纵隔胸膜，打开上肺静脉外膜，裸化上肺静脉（图1-14-7）。

099

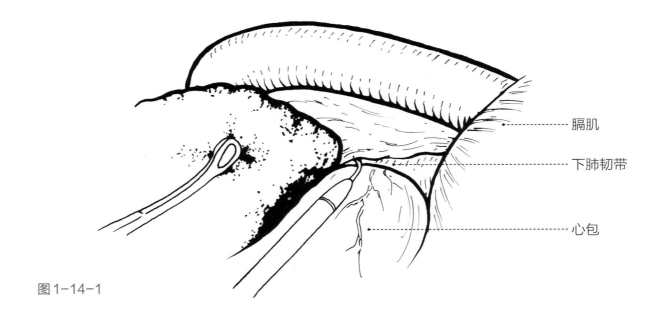

膈肌

下肺韧带

心包

图 1-14-1

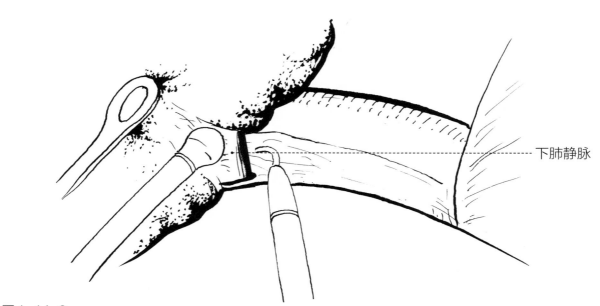

下肺静脉

图 1-14-2

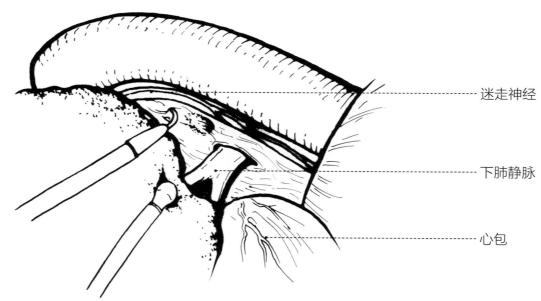

迷走神经

下肺静脉

心包

图 1-14-3

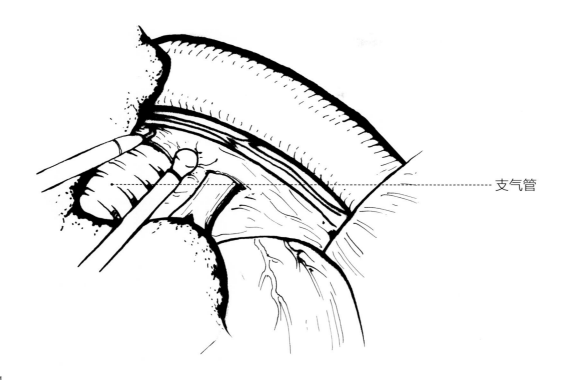

图 1-14-4

支气管

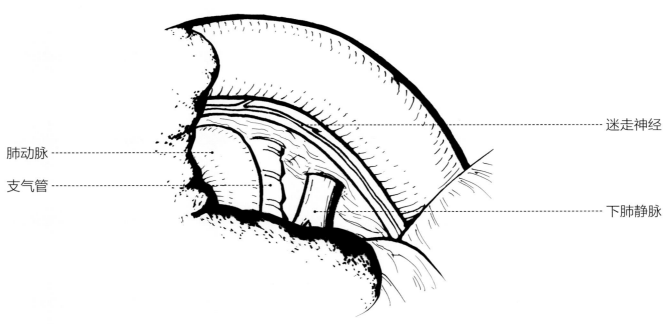

图 1-14-5

迷走神经

肺动脉

支气管

下肺静脉

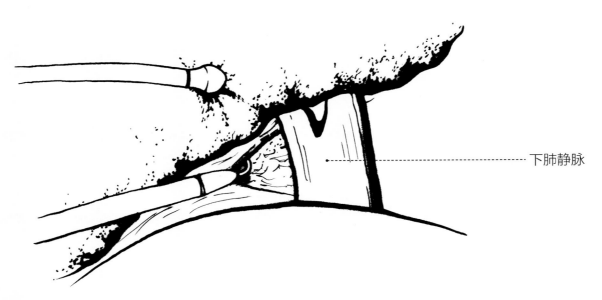

图 1-14-6

下肺静脉

101

❻ 打开左肺动脉外膜，仔细游离肺动脉与上肺静脉之间的间隙，游离肺动脉根部与主动脉之间的间隙，裸化肺动脉（图1-14-8）。

❼ 充分显露前肺门，用无损伤血管钳夹闭肺动脉15分钟，观察患者血压心率变化（图1-14-9，图1-14-10）。

❽ 将左肺下叶向头侧牵拉，用腔镜直线切割吻合器切断左下肺静脉（图1-14-11，图1-14-12）。

❾ 将肺叶牵向后方，用直角钳掏过上肺静脉后壁，用7号丝线牵引血管。用腔镜直线切割吻合器切断上肺静脉（图1-14-13，图1-14-14）。

❿ 继续游离肺动脉后壁及左主支气管周围组织，长弯钳掏过左肺动脉，用腔镜直线切割吻合器切断左肺动脉（图1-14-15~图1-14-17）。

⓫ 游离并显露左主支气管，用腔镜直线切割吻合器切断左主支气管，用标本袋移出标本，胸腔注水、膨肺，检查支气管残端是否漏气（图1-14-18~图1-14-20）。

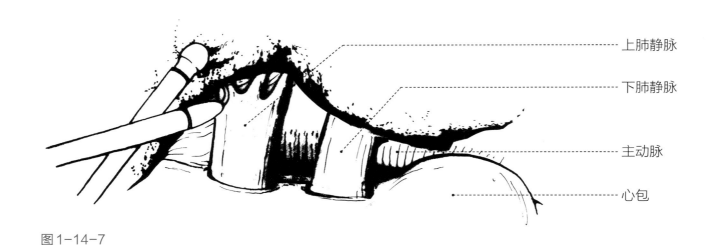

图1-14-7

上肺静脉

下肺静脉

主动脉

心包

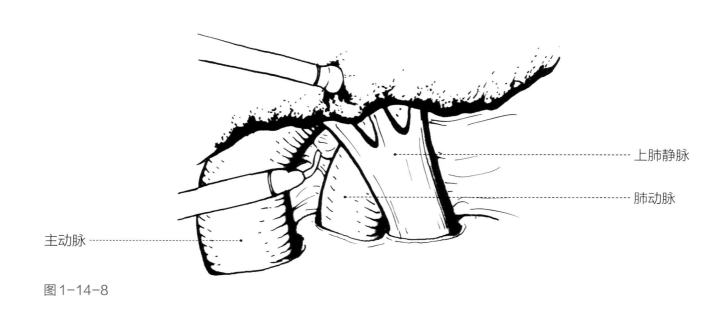

图1-14-8

主动脉

上肺静脉

肺动脉

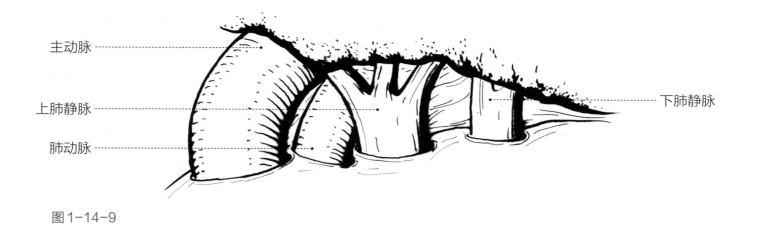

主动脉

上肺静脉

肺动脉

下肺静脉

图 1-14-9

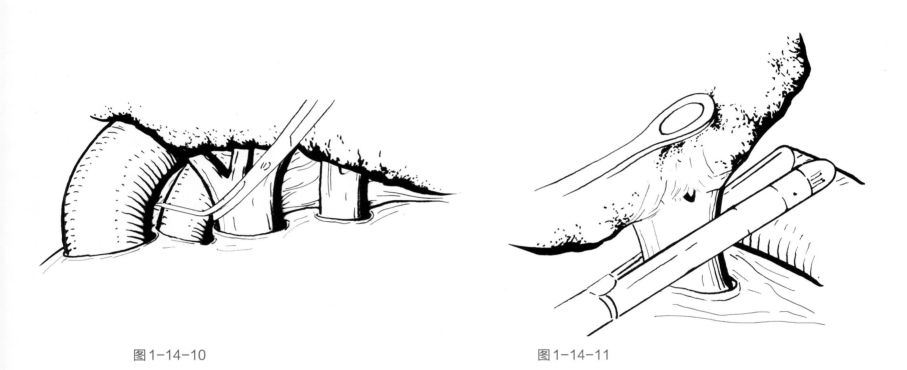

图 1-14-10

图 1-14-11

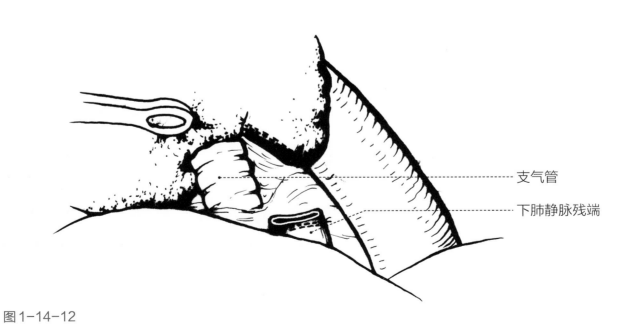

支气管

下肺静脉残端

图 1-14-12

103

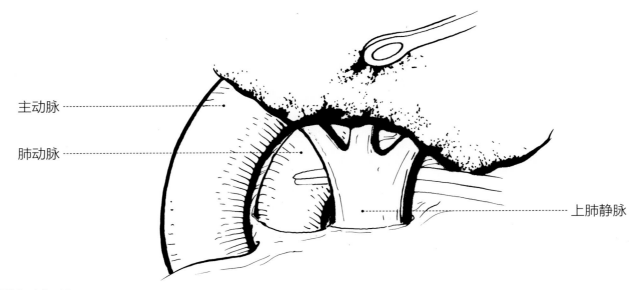

主动脉 ---------
肺动脉 ---------

上肺静脉

图 1-14-13

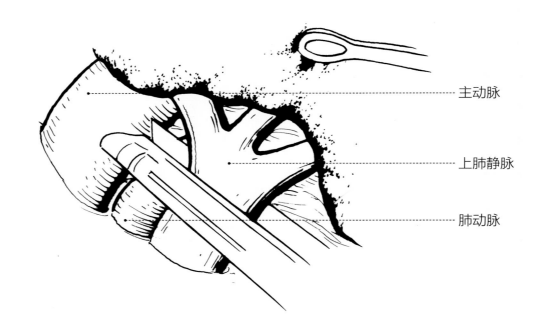

--------- 主动脉

--------- 上肺静脉

--------- 肺动脉

图 1-14-14

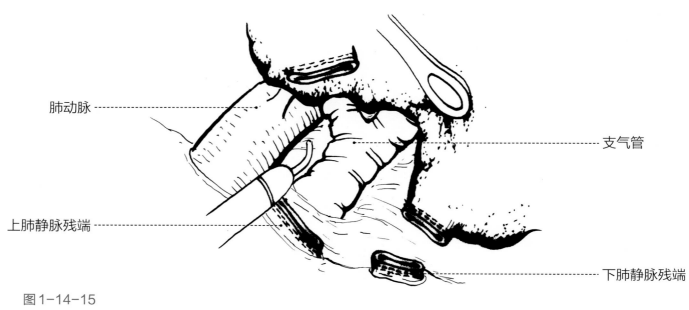

肺动脉 ---------

--------- 支气管

上肺静脉残端 ---------

--------- 下肺静脉残端

图 1-14-15

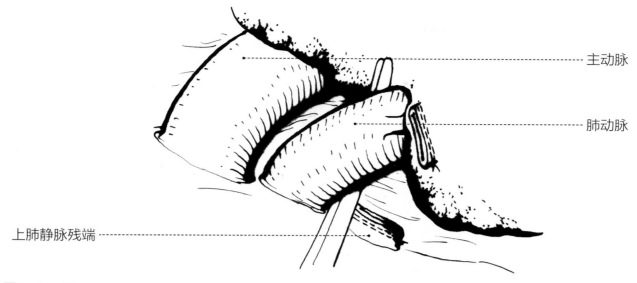

主动脉

肺动脉

上肺静脉残端

图 1-14-16

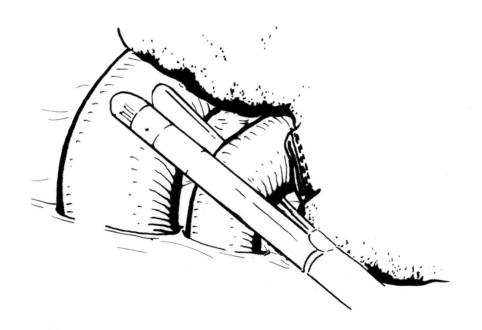

图 1-14-17

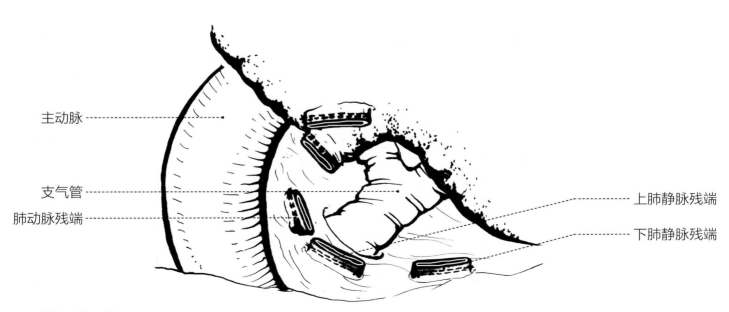

主动脉

支气管

肺动脉残端

上肺静脉残端

下肺静脉残端

图 1-14-18

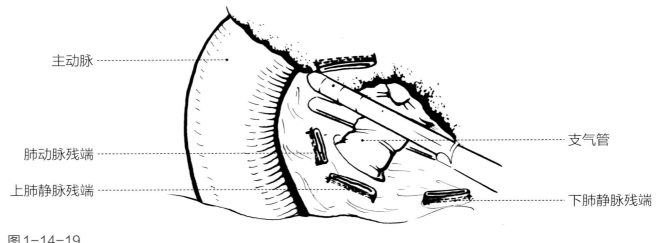

主动脉

肺动脉残端

上肺静脉残端

支气管

下肺静脉残端

图 1-14-19

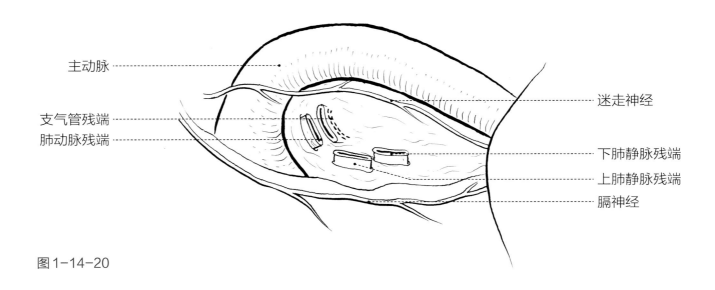

主动脉

支气管残端

肺动脉残端

迷走神经

下肺静脉残端

上肺静脉残端

膈神经

图 1-14-20

第十五节　肺叶部分切除术

适 应 证 　❶ 肺裂伤，无法进行修补术者，可尝试肺部分切除。

❷ 周围型肺结节的诊断、治疗。

❸ 肺良性肿瘤的切除（错构瘤、硬化性血管瘤等）。

❹ 感染性病变（肺脓肿、结核球、炎性假瘤、曲霉球菌、寄生虫等）。

❺ 支气管扩张症，病变局限于部分肺叶者。

❻ 先天性肺囊肿、肺大疱。

❼ 肺隔离症，病变局限于部分肺叶者。

禁 忌 证 　❶ 一般情况差，心、肺功能严重损害、恶病质，不能耐受手术者。

❷ 肺功能严重下降，不能耐受单肺通气者。

❸ 心血管系统严重疾患。

❹ 凝血机制障碍者。

❺ 各种原因所致气管、支气管严重畸形，无法行双腔气管插管或单侧支气管插管者。

❻ 严重感染未控制者。

| 麻　醉 | 全身麻醉，双腔气管插管，健侧单肺通气。 |

| 体位及切口 | 健侧卧位，腋下垫软枕，双侧上肢水平前伸，曲肘。取患侧腋后线始向前第5肋间切口约3cm。 |

手术步骤

ER 1-15-1
肺叶部分切除术

❶ 入胸后，探查并找出外周病变。部分病变如结节直径小，位置较深，术中触诊困难，术前需定位（图1-15-1）。

❷ 将病变拉向切口处，用手指探查并确认病变位置（图1-15-2）。

❸ 在肺表面用电钩进行标记（图1-15-3）。

❹ 用卵圆钳将肿物提起，于肿物深部距肿物至少2cm处用另一把卵圆钳固定肿物，并标记为拟切除路线（图1-15-4，图1-15-5）。

❺ 将腔镜直线切割吻合器置于卵圆钳深部，切开肺组织（图1-15-6，图1-15-7）。

❻ 沿前次切开走向放置第二枚腔镜直线切割吻合器，继续切开肺组织。若切除肺组织较大，该步骤继续进行，直至将拟切除肺组织切除（图1-15-8，图1-15-9）。

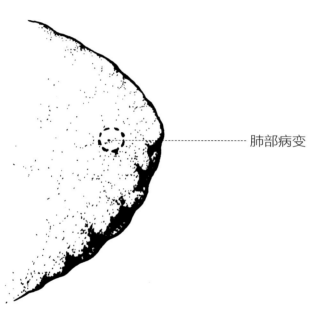

------肺部病变

图1-15-1

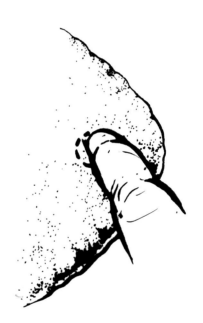

图1-15-2

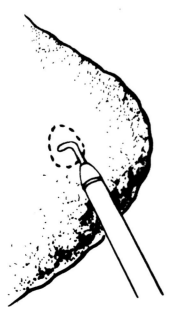

图1-15-3

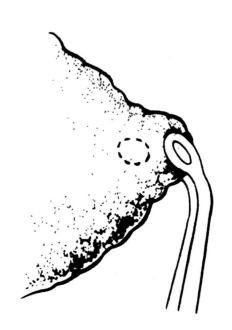

图1-15-4

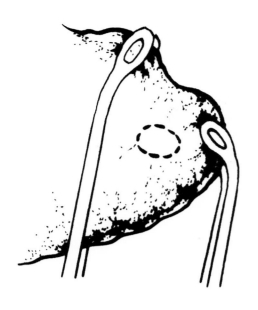

图 1-15-5

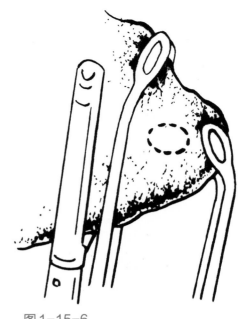

图 1-15-6

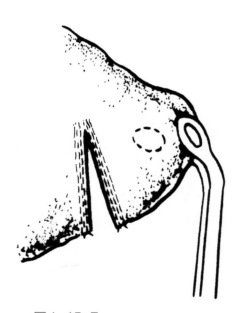

图 1-15-7

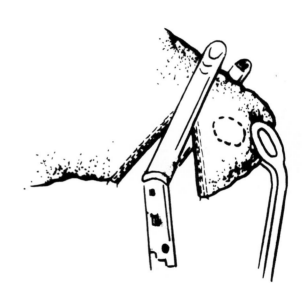

图 1-15-8

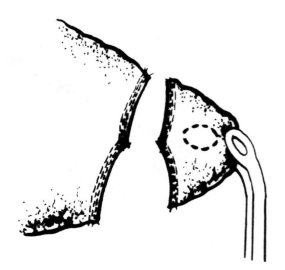

图 1-15-9

第二章

胸腔镜食管手术

第一节

食管癌根治术

↓

第二节

食管良性肿瘤切除术

扫描二维码，
观看本书所有
手术视频

第一节 食管癌根治术

适 应 证　胸部中上段食管癌，手术前行CT、食管超声内镜检查术(EUS)等检查，除外肿瘤转移且证实食管癌可切除者；新辅助放化疗后，经系统评估后可切除者。

禁 忌 证

❶ 食管癌晚期病变　部分Ⅲ期、Ⅳ期患者，手术难以达到根治效果，建议保守治疗。

❷ 不能耐受手术　高龄、心肺功能差、体质较弱、重要脏器功能障碍等无法耐受手术的患者，手术风险相对较大，首选保守治疗。

❸ 食管癌合并广泛转移，锁骨上、颈部淋巴结远处转移，不建议患者首选手术治疗。

麻　　　醉　全身麻醉，单腔气管插管。

体位及切口　详见手术步骤。

食管癌淋巴结分组

食管癌胸部淋巴结的清扫共7个模块：右喉返神经旁淋巴结、左喉返神经旁淋巴结弓下部分、左喉返神经旁淋巴结弓上部分、隆突下淋巴结、食管上段淋巴结、食管中段淋巴结、食管下段淋巴结。日本食管肿瘤研究会（JEOG）(图2-1-1)和国际抗癌联盟（UICC）(图2-1-2)对食管淋巴结分组的对比见表2-1-1。

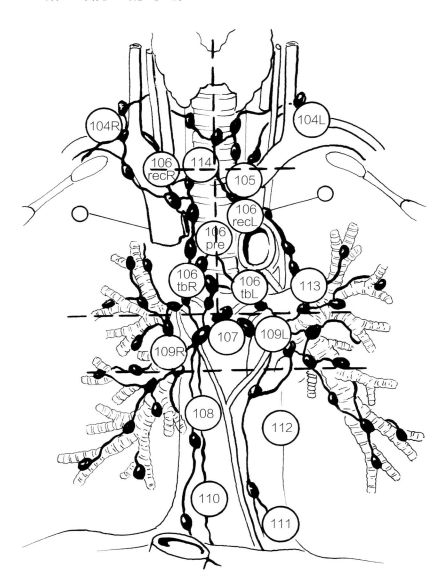

图2-1-1

表2-1-1　食管淋巴结分组

区域		JEOG		UICC	
		淋巴结组群	编号	淋巴结组群	编号
颈部		右侧颈段食管旁	101R	/	/
		左侧颈段食管旁	101L	/	/
		右锁骨上	104R	/	/
		左锁骨上	104L	锁骨上	1
胸部	上纵隔	右侧喉返神经旁	106recR	右上气管旁	2R
		左侧喉返神经旁	106recL	左上气管旁	2L
				后纵隔	3P
		上段食管旁	105	右下气管旁	4R
		气管左侧	106tbL	左下气管旁	4L
		主动脉弓下	106Botalo	主动脉弓下	5
				前纵隔	6
	中下纵隔	隆突下	107	隆突下	7
		中段食管旁	108	中段食管旁	8M
				下段食管旁	8L
		下段食管旁	110、112	下肺韧带内	9
		右总支气管旁	109R	右气管支气管	10R
		左总支气管旁	109L	左气管支气管	10L
		膈肌旁	111	膈肌旁	15
上腹部		贲门右	1		
		贲门左	2	贲门	16
		胃小弯上部	3		
		胃左动脉旁	7	胃左动脉	17
		肝总动脉	8	肝总动脉	18
		脾动脉	10	脾动脉	19
		腹腔动脉旁	9	腹腔动脉	20

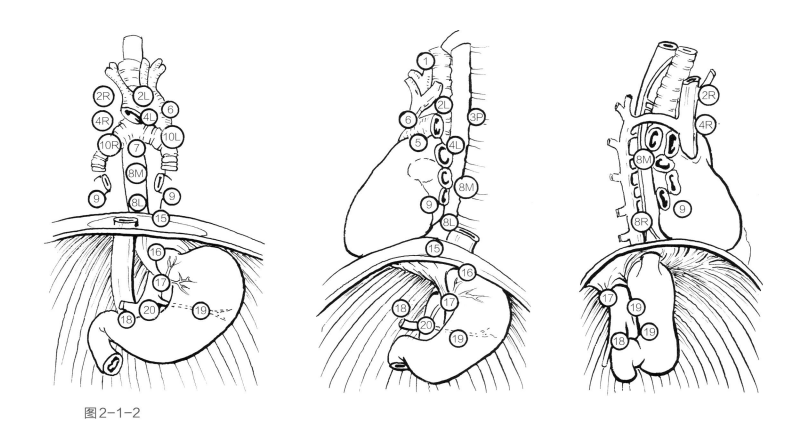

图 2-1-2

手术步骤

ER 2-1-1
食管癌根治
术

❶ **胸部手术体位与切口** 患者取左侧半俯卧位，头部抬高 15°~30°，四孔法，建立人工气胸（压力 6~10mmHg，流速 20L/min）。切口：腋后线第 4、6 肋间，肩胛线第 6、8 肋间（图 2-1-3）。

❷ **探查胸腔** 仔细探查胸腔内有无转移灶及无法切除的淋巴结，是否粘连。

❸ **游离奇静脉弓上方纵隔胸膜，显露右侧喉返神经旁淋巴结** 切开上纵隔胸膜，沿迷走神经与锁骨下动脉交界处寻找右侧喉返神经。用分离钳和剪刀进行钝性及锐性分离，尽量避免使用能量器械，避免热传导及电传导损伤右侧喉返神经。显露迷走神经和右侧喉返神经（图 2-1-4~图 2-1-6）。

❹ **游离奇静脉弓** 游离奇静脉弓下缘纵隔胸膜，分离奇静脉后方时，不要损伤后方斜行走行的支气管动脉，解剖半奇静脉汇入处，显示奇静脉越过气管汇入上腔静脉。处理奇静脉弓，可用直线型血管切割闭合器处理，也可采用 2 个 Hem-o-lock 钳夹分别结扎近端及远端（图 2-1-7~图 2-1-10）。

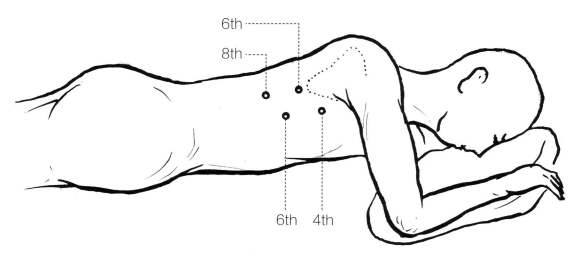

图 2-1-3

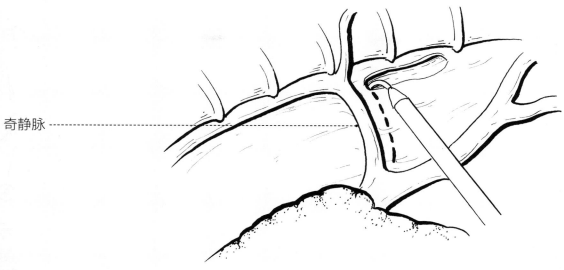

奇静脉 -------

图 2-1-4

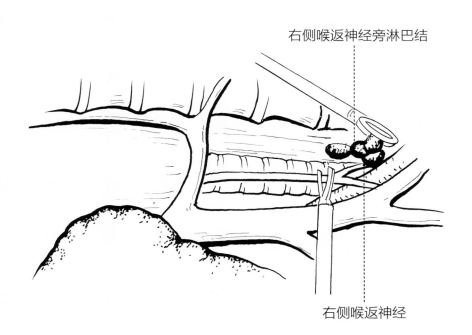

右侧喉返神经旁淋巴结

右侧喉返神经

图 2-1-5

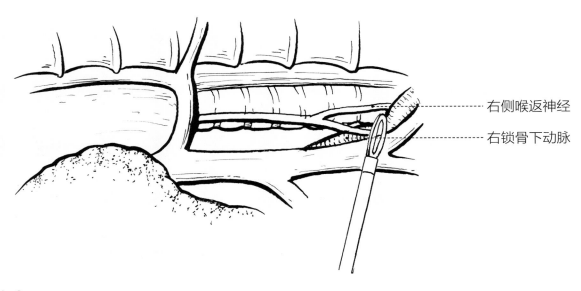

右侧喉返神经

右锁骨下动脉

图 2-1-6

113

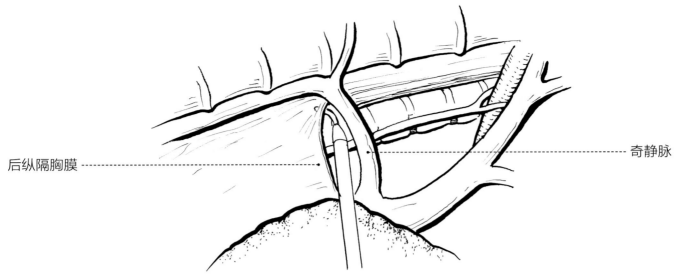

后纵隔胸膜 ----------- .... ----------- 奇静脉

图 2-1-7

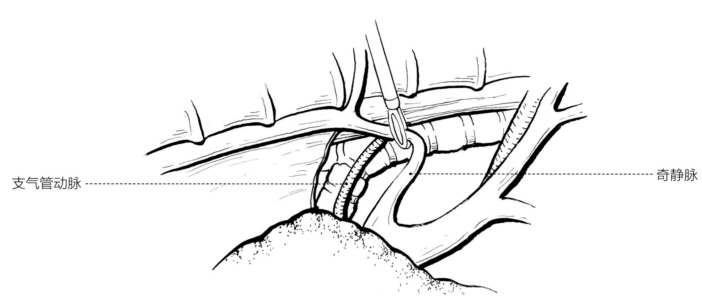

支气管动脉 ----------- .... ----------- 奇静脉

图 2-1-8

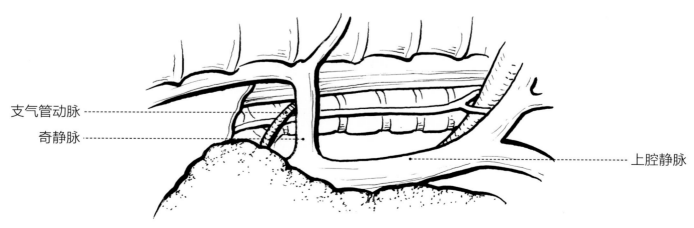

支气管动脉 -----------
奇静脉 ----------- .... ----------- 上腔静脉

图 2-1-9

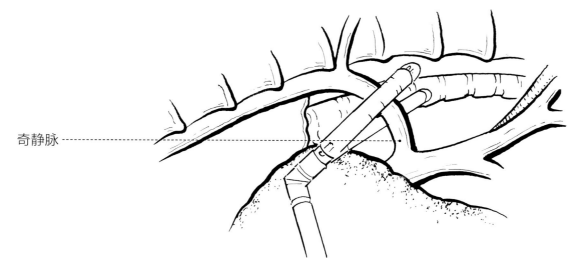

奇静脉 -------------

图2-1-10

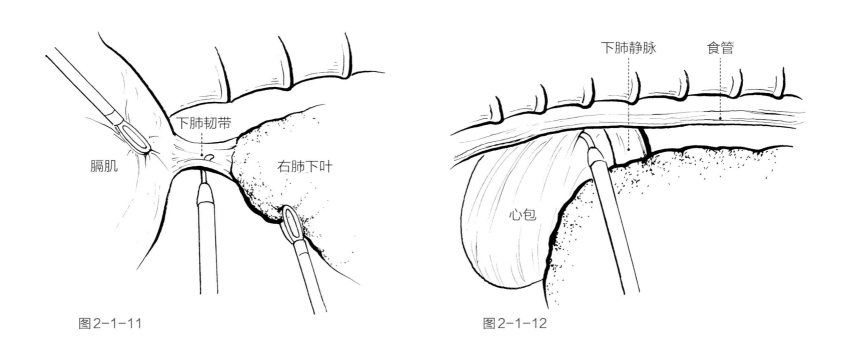

膈肌　　　　　下肺韧带　　　　　右肺下叶

图2-1-11

下肺静脉　　食管

心包

图2-1-12

❺ 悬吊食管，游离下段食管　分离下肺韧带后，继续分离食管下段与心包之间组织，通常在此可继续向深处分离，打通一隧道至食管左后方，用一根纱布条悬吊食管。游离下段食管，注意食管固有动脉。清扫下段食管旁淋巴结（位于心包和下段食管之间）（图2-1-11～图2-1-14）。

❻ 游离中段食管，清扫中段食管旁淋巴结及隆突下淋巴结　向前牵拉食管，显露主动脉弓下至食管的细小营养血管，发自胸主动脉的食管动脉数量不定，多为两支，一个上支称为下食管支；另一个下支称为大食管支，在食管和胸主动脉之间形成真正的食管系膜，紧贴食管游离系膜，电凝或夹闭离断血管，避免损伤胸主动脉。继续游离主动脉弓和食管之间的结缔组织。清楚显露主动脉弓，通常与奇静脉处于同一高度，即胸骨角处和第4胸椎上缘。显露降主动脉起始部左前壁发出的食管大动脉分支（交叉动脉），这种直径的动脉血管通常只有一支。用2个中号Hem-o-lock钳夹交叉动脉。谨慎使用能量器械，谨防热传导损伤主动脉壁，导致迟发性大出血，必要时使用剪刀锐性剪断血管。向前牵拉食

管，清楚显露隆突下淋巴结、支气管动脉，仔细处理。清扫隆突下淋巴结，注意不要损伤膜部（图2-1-15~图2-1-18）。

❼ 游离上段食管，清扫上段食管旁淋巴结　继续向颈部分离食管，游离上段食管达颈根部，清扫上段食管旁淋巴结，进一步显露胸导管（术前6小时口服橄榄油200ml，术中容易观察），可见其位于食管后方并向左走行。于近颈根部留置食管束带一枚，以便颈部游离时显露食管（图2-1-19，图2-1-20）。

❽ 清除左侧喉返神经淋巴结（弓下及弓上）　仔细分离左侧气管食管沟，对无肿大淋巴结者仅隐约可见左侧喉返神经即可，以免过多游离导致术后功能障碍，甚至引起严重并发症。清扫弓下淋巴结注意勿损伤左肺动脉。清扫弓上淋巴结注意勿损伤左侧锁骨上动脉和心交感神经。显露左侧喉返神经及其周围毗邻（图2-1-21~图2-1-23）。

❾ 清扫膈肌上方淋巴结并打开膈肌食管裂孔膈上部分　注意不能将食管裂孔游离至腹腔，否则游离胃时气腹无法维持（图2-1-24，图2-1-25）。

❿ 留置纵隔引流管　引流管置于吻合口下方，放置后纵隔和下胸部引流管（膈肌上方）以防止吻合口瘘和包裹性积液。关闭胸腔（图2-1-26）。

⓫ 腹部体位及切口位置　患者取仰卧位，头部抬高15°~30°。向右倾

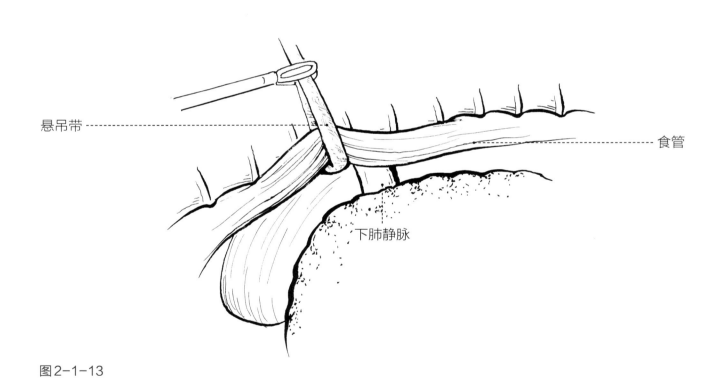

悬吊带 ⋯⋯⋯⋯⋯⋯　　　　　　　　　　　　　　　食管

下肺静脉

图2-1-13

固有动脉

图2-1-14

116

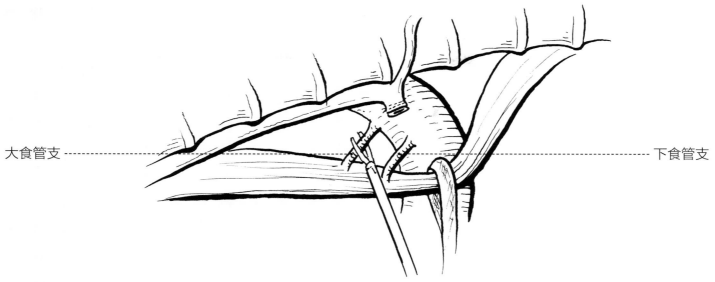

大食管支 -- 下食管支

图 2-1-15

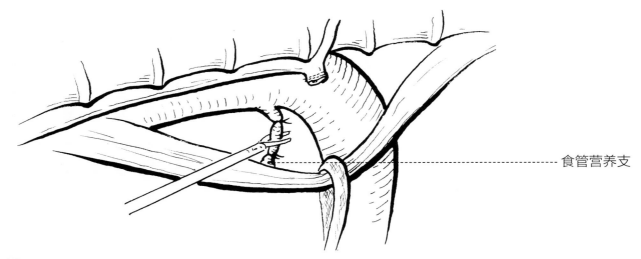

食管营养支

图 2-1-16

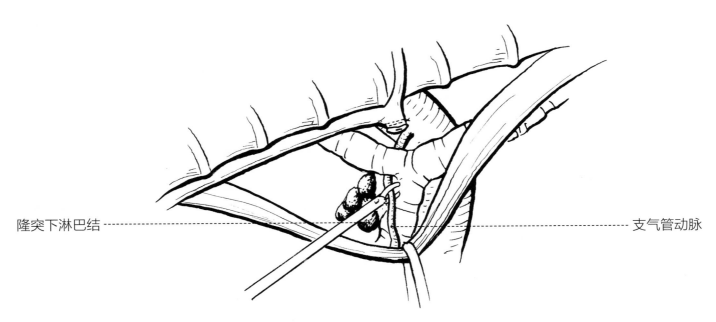

隆突下淋巴结 -- 支气管动脉

图 2-1-17

117

隆突下淋巴结 -

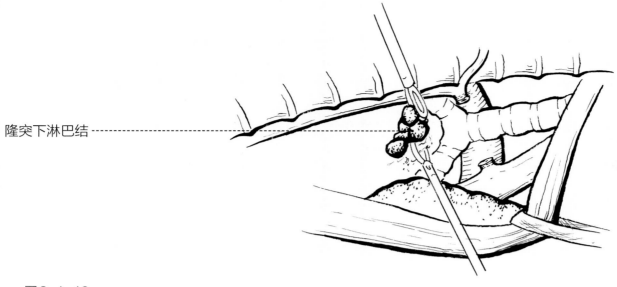

图 2-1-18

上段食管 - 食管旁淋巴结

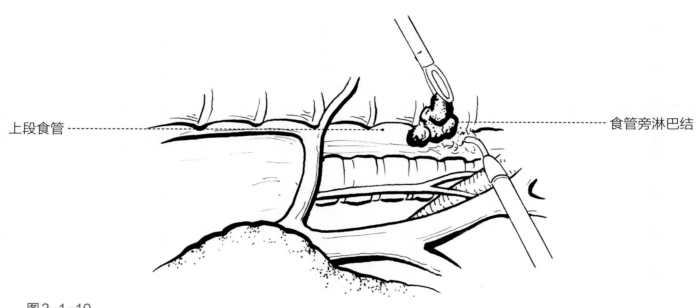

图 2-1-19

食管束带 -

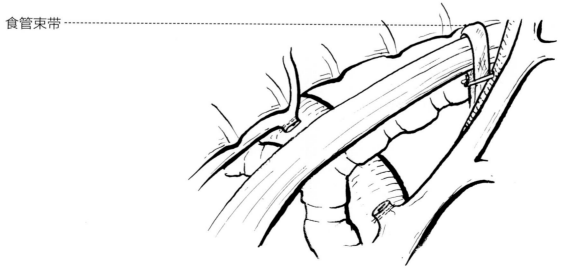

图 2-1-20

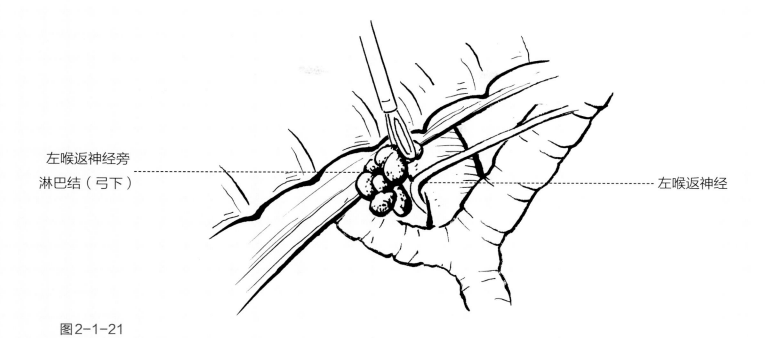

左喉返神经旁
淋巴结（弓下） .... 左喉返神经

图 2-1-21

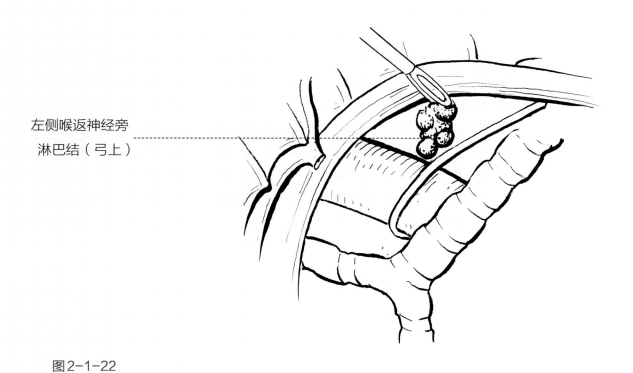

左侧喉返神经旁
淋巴结（弓上）

图 2-1-22

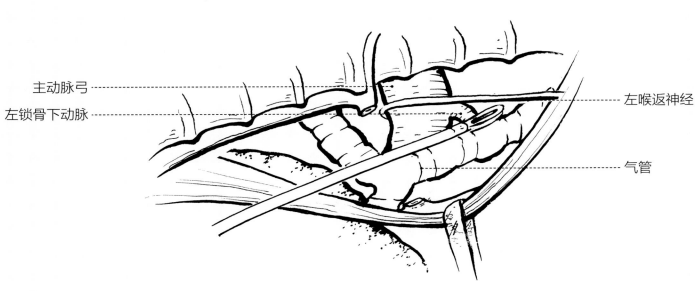

主动脉弓 .... 左喉返神经
左锁骨下动脉

气管

图 2-1-23

119

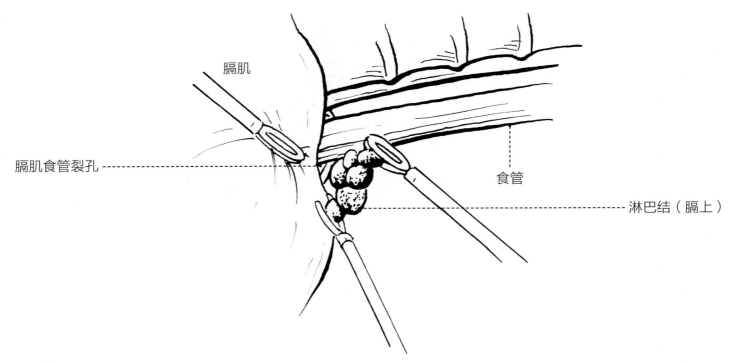

膈肌

膈肌食管裂孔

食管

淋巴结（膈上）

图2-1-24

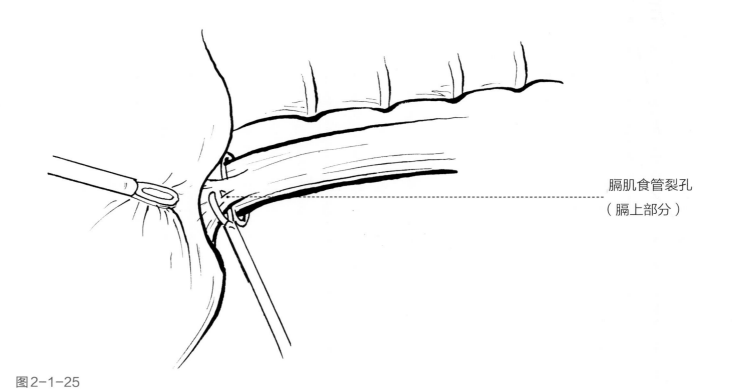

膈肌食管裂孔
（膈上部分）

图2-1-25

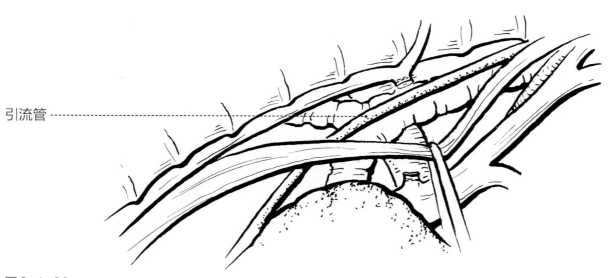

引流管

图2-1-26

斜30°。腹部切口：镜孔脐下1cm；主操作孔右侧锁骨中线与脐平行处；副操作孔1为右侧腋前线和肋缘交界下方2cm；副操作孔2为左侧腋前线和肋缘交界下方2cm；副操作孔3为剑突下。气腹压力：10~12mmHg，流速：40L/min（图2-1-27）。

⑫ 探查腹腔　探查腹腔内有无明显转移灶或无法腔镜切除的淋巴结。

⑬ 切开小网膜囊，悬吊肝脏　自小弯侧打开小网膜囊，根据肝脏的大小、形态，以腔镜用分离钳牵拉悬吊肝脏（剑突下切口进入），继续切除小网膜囊（图2-1-28，图2-1-29）。

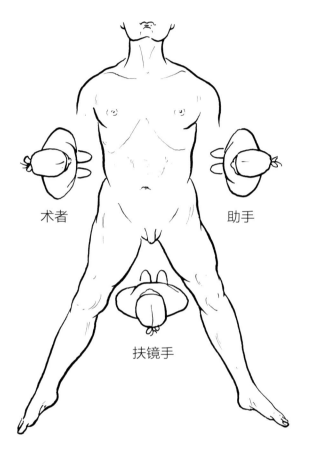

图2-1-27

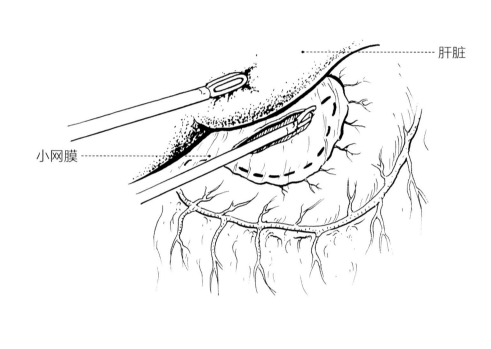

图2-1-28

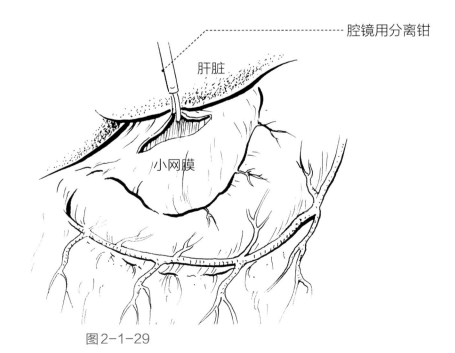

图2-1-29

121

⓮ 切开大网膜　沿网膜右血管弓外侧游离大网膜，向左游离大网膜，用肠钳提起胃结肠韧带于中部无血管区向两侧游离，右至幽门平面，左至胃网膜左动脉处。注意胃网膜右动脉及属支血管弓的保护，因其为胃重建后的主要血供来源。向上分离胃短韧带，分离脾结肠韧带后，利用无损伤肠钳将胃体牵向右上方，结扎胃短血管，游离胃脾韧带。脾胃间往往有较多粘连，谨慎分离，用钛夹或Hem-o-lock结扎离断，避免暴力牵拉损伤血管、脾脏。若脾胃间粘连严重或胃脾韧带较短不容易分离时，可以先处理胃左血管，游离小弯侧托起胃后壁，沿胃后壁分离胃脾韧带。沿胃左侧游离切开胃膈韧带和与血管相连的结缔组织，注意可能有发自主动脉的膈下血管穿过（图2-1-30~图2-1-32）。

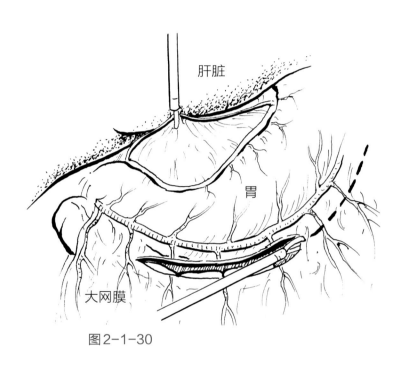

图2-1-30

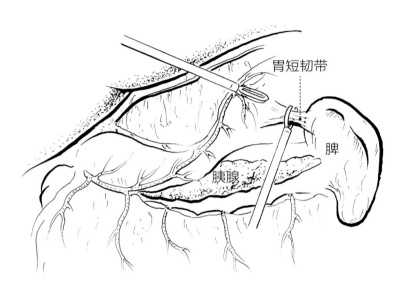

图2-1-31

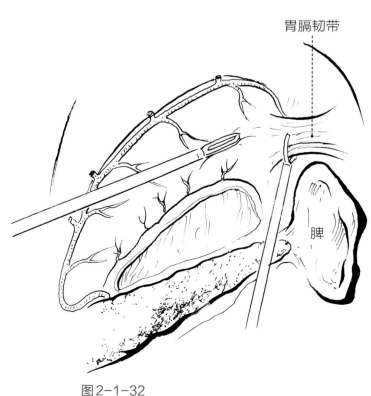

图2-1-32

⑮ 游离胃后壁　胰腺表面被膜分离的同时，清除胰腺和胃之间的结缔组织，松解幽门后方，胃壁显露分离、清扫胰腺包膜（图2-1-33，图2-1-34）。

⑯ 清扫腹腔干动脉及分支淋巴结　先清扫胃左动脉旁淋巴结，处理胃左动脉后，再清扫脾动脉和肝总动脉旁淋巴结（图2-1-35，图2-1-36）。

⑰ 处理胃左动脉　显露胃左动脉，胃后壁同胰腺如无粘连，上提胃壁可以清楚显露胃左血管。腔镜下从胃后壁处理胃左动脉比从胃小弯处理的视野更清晰，操作更加便利。若后壁粘连致密时亦可自小弯侧打开小网膜囊，自上而下处理胃左血管（图2-1-37）。

⑱ 清除贲门周围淋巴结，扩大膈肌食管裂孔　游离食管，清除贲门周围淋巴结。向上切开膈肌，扩大膈肌食管裂孔（图2-1-38，图2-1-39）。

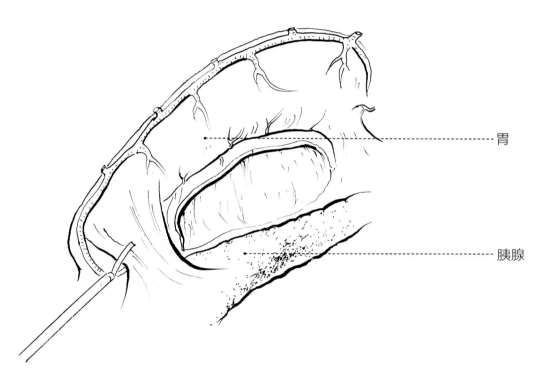

胃

胰腺

图2-1-33

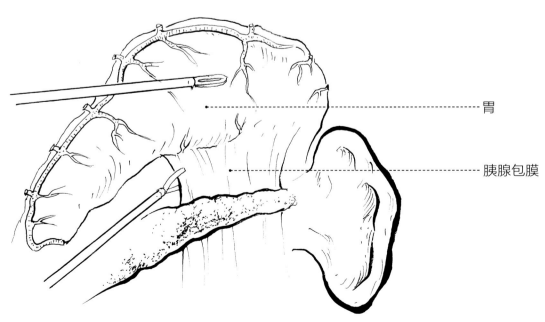

胃

胰腺包膜

图2-1-34

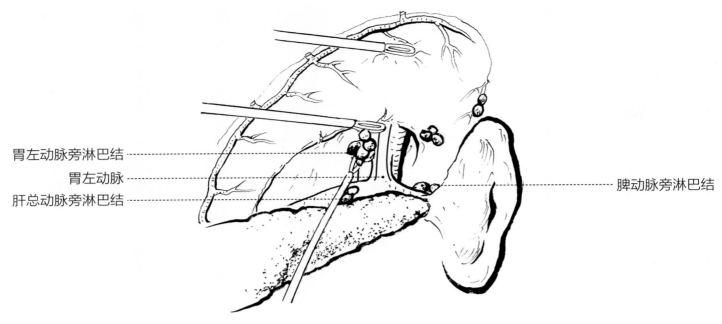

胃左动脉旁淋巴结
胃左动脉
肝总动脉旁淋巴结

脾动脉旁淋巴结

图 2-1-35

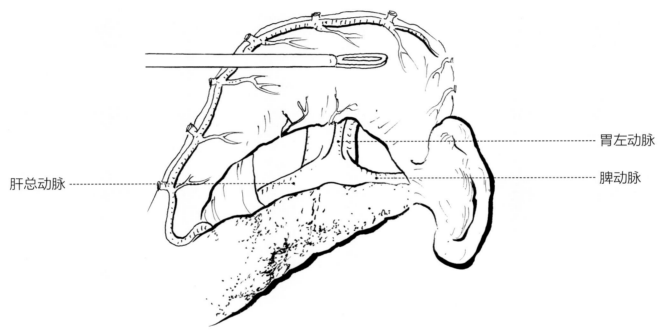

肝总动脉

胃左动脉
脾动脉

图 2-1-36

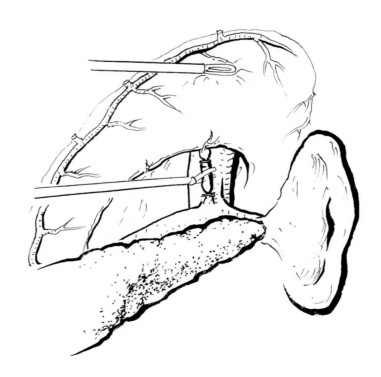

图 2-1-37

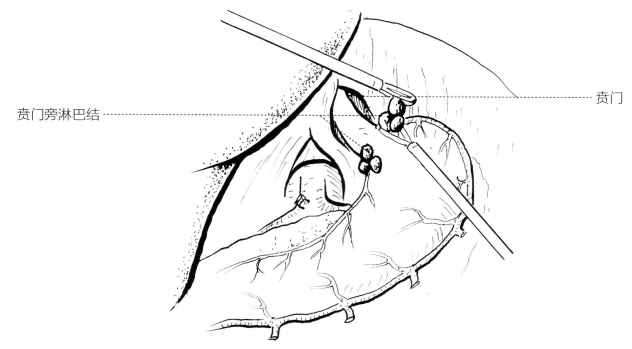

贲门旁淋巴结 ----------- 贲门

图2-1-38

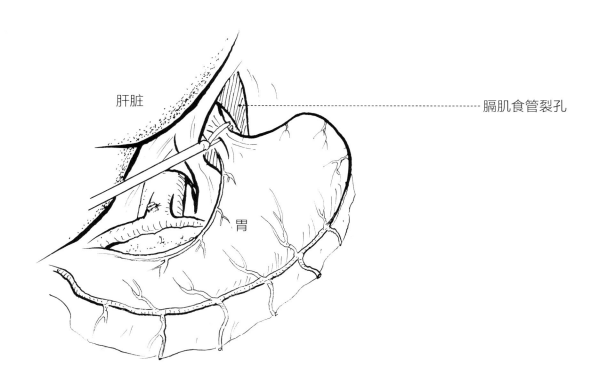

肝脏 ----------- 膈肌食管裂孔

胃

图2-1-39

⑲ 颈部游离切断食管　体位不变，沿左侧胸锁乳突肌内缘纵行切开颈部。显露甲状腺中静脉，游离离断。向上略牵开甲状腺暴露左侧甲状腺下动脉，结扎离断。显露预留束带，游离胸锁乳突肌向外下牵引，紧贴食管游离，防止损伤喉返神经，利用束带可以容易地牵拉出食管，且避免损伤喉返神经。退胃管，切断食管。套线结扎远端食管，连双10号线，线尾端钳夹止血钳（图2-1-40~图2-1-46）。

⑳ 管状胃制作

（1）胃的血运：主要来自胃左动脉、胃右动脉、胃网膜右动脉、胃网膜左动脉、胃短动脉及左膈下动脉，胃大弯侧是由胃网膜右动脉、胃网膜左动脉及胃短动脉提供血供。胃壁内分布着丰富的动脉网络，血管之间都是相互连通的（图2-1-47）。

（2）管状胃血供的解剖基础

1）胃网膜右动脉可以作为唯一的血供，胃右动脉离断对胃的血供没有影响。

125

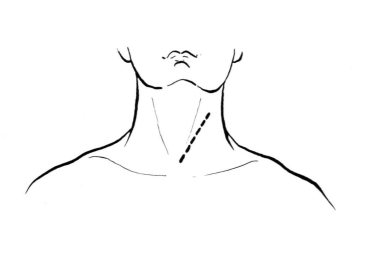

图 2-1-40

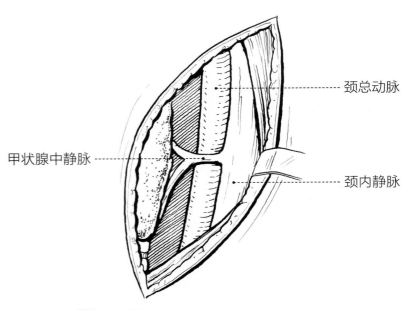

颈总动脉

甲状腺中静脉

颈内静脉

图 2-1-41

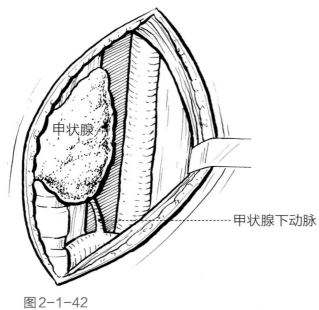

甲状腺

甲状腺下动脉

图 2-1-42

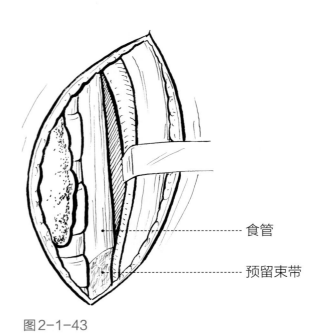

食管

预留束带

图 2-1-43

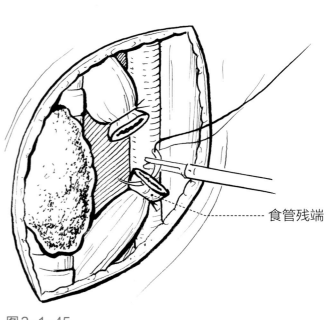

束带

食管

图 2-1-44

食管残端

图 2-1-45

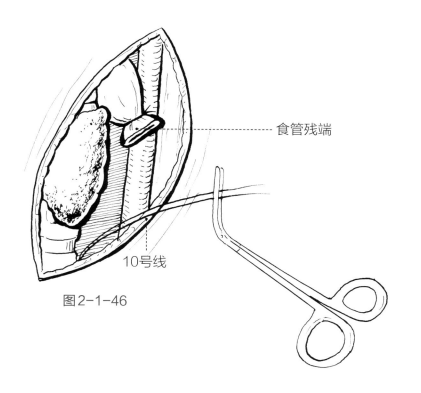

食管残端

10号线

图2-1-46

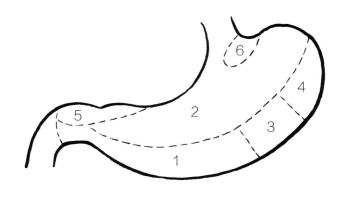

图2-1-47
1.胃网膜右动脉；2.胃左动脉；3.胃网膜左动脉；
4.胃短动脉；5.胃右动脉；6.左膈下动脉

2）管状胃大弯侧头端20%的区域虽然没有肉眼可见的血管供血，但是其有来源于胃网膜右动脉的微血管和毛细血管网为其供血。

（3）细管状胃的优势

1）切除了小弯及所有的小网膜，使胃网膜右动脉的血运更集中地供应管状胃，保证细管状胃更好的血运，降低吻合口瘘发生率。

2）管状胃经过裁剪，体积小，适合通过上纵隔狭小的空间。

3）管状胃可以保证足够长度，在吻合时，既可以避开血供不好的胃底部分，又可以减小吻合口张力。

4）切除小弯处部分胃组织，不仅可以减小小弯侧胃组织对吻合口的牵拉张力，有效降低吻合口瘘发生率，又可以切除小弯处的淋巴组织减少肿瘤复发。

5）由于胃体积缩小，利于胸胃内容物排空，减少了食物的潴留，避免了对心肺压迫，减少了"胸胃综合征"的发生。

6）胃组织的大量切除，弱化了胸胃的分泌功能，减少应激性溃疡、反酸及误吸的发生率。

（4）管状胃的制作过程：将胸段食管拉入腹腔，注意保证颈段食管残端缝合线尾留在颈部切口外。延长腹正中切口，长度为5cm，并做好皮肤保护。将胃和食管拉出腹腔外，下面垫盐水纱布保护。助手提胃底大弯侧，向上提起。以胃小弯胃角处为起点，用切割闭合器垂直切开胃小弯，然后由上至下，沿大弯平行切割，避开His角，制作直径3~4cm，保留胃底，缝合加固胃小弯侧，向下至幽门管位置。向颈部牵拉管状胃，预估管状胃长度。保留胃网膜右动脉全程及胃右动脉第一支。管状胃制成后头端缝双10号线与颈部留置线相连（图2-1-48~图2-1-50）。

（5）注意事项

1）在不影响血运的情况下，大弯侧网膜尽量少保留，以便从食管床上提胃管。

2）最大限度增加管状胃长度，便于切除胃底部分。

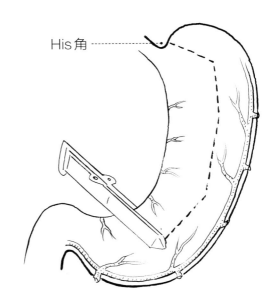

His角

图2-1-48

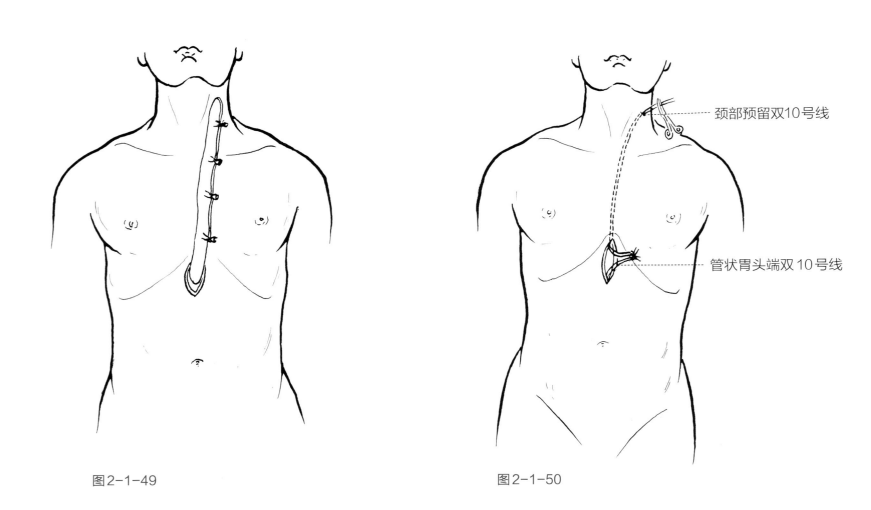

图2-1-49

图2-1-50

颈部预留双10号线

管状胃头端双10号线

3）新"小弯"延展性差，牵直后小弯仍短于大弯，其受到的牵拉张力大于大弯，对管状胃小弯侧切割缘的缝合加固以连续缝合为主（其抗牵拉性优于间断缝合）。

㉑ 颈部吻合　将管状胃还纳入腹腔，牵拉颈部预留线，由食管床拉出颈部切口外，尽量保证管状胃不要翻转，关闭腹腔。牵出近端食管，钳夹荷包缝合钳，缝合荷包，以三把黏膜钳钳夹食管全层（切勿遗漏内侧黏膜层），撑开食管置入圆形吻合器头端，收紧荷包缝合线。切开胃底（如管状胃长度足够可切除胃底），从切口伸入圆形吻合器体侧，于管状胃后壁刺出，完成吻合，闭合胃底并丝线缝合加固。进胃管，缝合颈部切口，手术结束（图2-1-51～图2-1-55）。

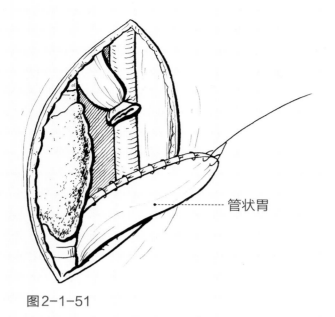

图 2-1-51

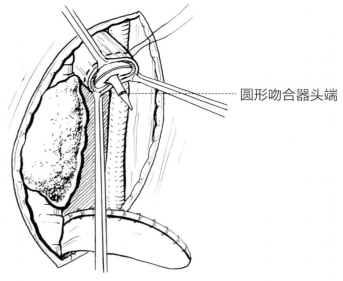

———— 圆形吻合器头端

图 2-1-52

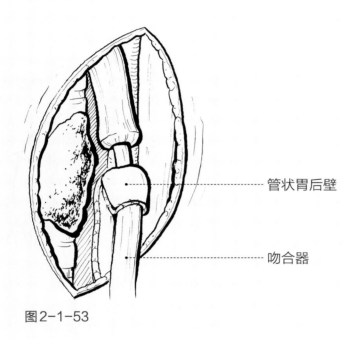

———— 管状胃后壁

———— 吻合器

图 2-1-53

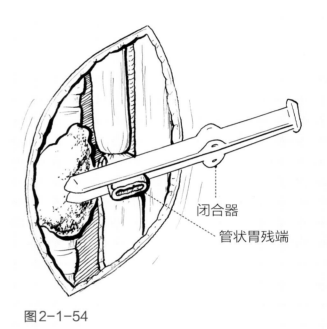

———— 闭合器

———— 管状胃残端

图 2-1-54

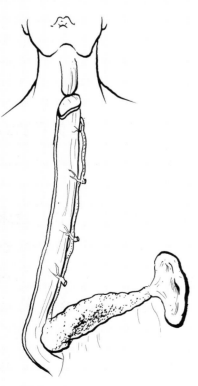

图 2-1-55

129

㉒　颈部淋巴结清扫　如果有右侧喉返神经旁淋巴结及上段食管旁淋巴结转移，需在颈部吻合前行颈部淋巴结清扫。食管癌的颈部淋巴结清扫重点在于左、右颈内静脉内侧气管食管沟的颈段食管旁淋巴结及两侧颈内静脉外侧到斜方肌的颈深淋巴结，清扫范围上至环状软骨，下至锁骨上缘，外缘达两侧颈后斜方肌内缘（图2-1-56）。

（1）切口：多采用衣领状切口，即于胸骨切迹上一横指处切开，沿皮纹至胸锁乳突肌锁骨头外缘稍外侧（颈外静脉为界）。

（2）游离颈阔肌和胸锁乳突肌：皮肤切开后，用电刀切开颈阔肌，胸锁乳突肌胸骨头内侧缘纵向走行着颈前静脉，以超声刀离断；剥离颈前肌（胸骨舌骨肌和胸骨甲状肌），暴露游离胸锁乳突肌，以纱布条牵拉，较好暴露术野（图2-1-57）。

（3）清扫颈动脉鞘及颈外侧区（颈后三角即锁骨上三角和枕三角）淋巴结：向外牵拉胸锁乳突肌，暴露颈内静脉，在颈内静脉的内侧方，较粗的甲状腺中静脉横穿行于颈总动脉前方，结扎离断。向上打开颈内静脉被膜时，可见与颈内静脉交叉而过的肩胛舌骨肌，在颈内静脉内侧缘用电刀将其烧灼断。将颈内静脉向内侧牵引，逐步向外侧剥离，暴露出迷走神经干，随后为颈总动脉，剥离至无淋巴结残留。向内牵拉胸锁乳突肌及颈总动脉，可见颈横动脉，将其保留。膈神经在前斜角肌表面，从外上向内下走行，注意保护。清扫静脉角处应该注意，左侧及右侧有胸导管、右淋巴导管汇入，注意勿损伤，此处尽量少用能量器械，多以结扎为主，降低颈部淋巴瘘发生率。清扫的范围上界为环状软骨，下界为锁骨上缘，将锁骨上淋巴结以及脂肪组织完全清除（图2-1-58~图2-1-61）。

（4）清扫食管旁淋巴结：向外牵拉胸锁乳突肌，向内侧牵拉颈前肌群和甲状腺气管，扩大颈动脉鞘与食管之间间隙，沿喉返神经以剪刀锐性分离直到喉返神经入喉处，清除其周围脂肪组织和淋巴结。因左颈有吻合操作，故多切断甲状腺下动脉，此处注意保护左侧喉返神经。清扫的范围为甲状腺下极到胸腺之间（图2-1-62，图2-1-63）。

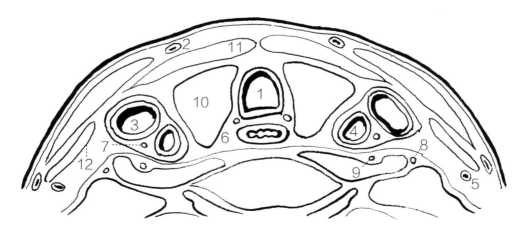

图2-1-56
1.气管；2.颈前静脉；3.颈内静脉；4.颈内动脉；5.颈横动脉；
6.喉返神经；7.迷走神经；8.膈神经；9.颈交感神经干；
10.甲状腺；11.胸骨舌骨肌、胸骨甲状肌；12.肩胛舌骨肌

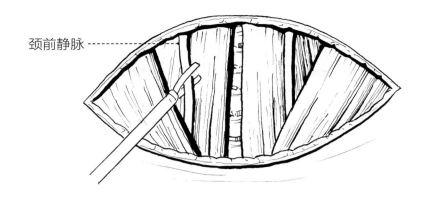

颈前静脉 - - - -

图 2-1-57

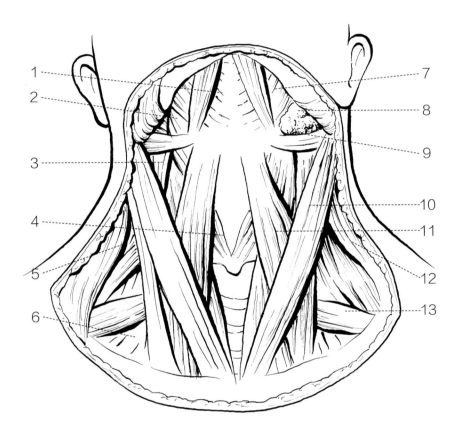

图 2-1-58
1.颏下三角；2.下颌下三角；3.颈动脉三角；4.肌三角；
5.枕三角；6.锁骨上三角；7.下颌舌骨肌；8.下颌下腺；
9.二腹肌；10.胸锁乳突肌；11.胸骨舌骨肌；12.斜方肌；
13.肩胛舌骨肌

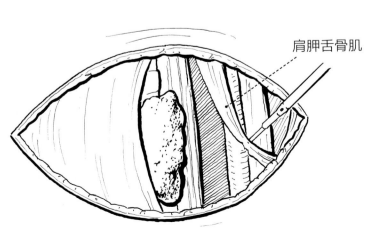

肩胛舌骨肌

图 2-1-59

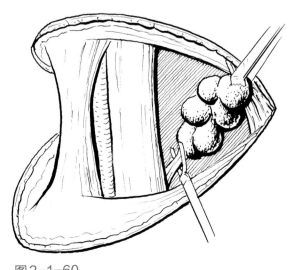

图 2-1-60

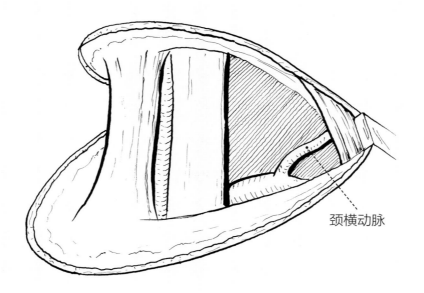

颈横动脉

图 2-1-61

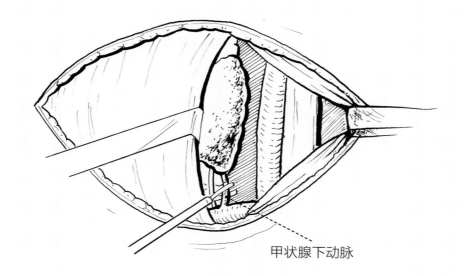

甲状腺下动脉

图 2-1-62

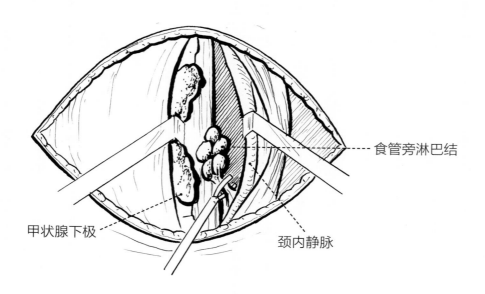

食管旁淋巴结

甲状腺下极

颈内静脉

图 2-1-63

132

第二节   食管良性肿瘤切除术

适 应 证	❶ 壁内型食管良性肿瘤。
	❷ 黏膜下型食管良性肿瘤。
	❸ 其他无法通过内镜切除的食管良性肿瘤。
禁 忌 证	不能耐受手术：高龄、心肺功能差、体质较弱、重要脏器功能障碍等无法耐受手术的患者。
麻　　醉	全身麻醉，双腔气管插管，左侧单肺通气。
体位及切口	左侧卧位，腋下垫软枕，双侧上肢水平前伸，曲肘。取右侧腋后线始向前切口3~5cm。根据肿瘤位置选择适当肋间。
手术步骤	❶ 入胸后，将肺组织牵向头侧，切断下肺韧带（图2-2-1）。
	❷ 将肺组织牵向前方，打开后纵隔胸膜，暴露食管外膜（图2-2-2，图2-2-3）。
	❸ 充分暴露肿瘤周围食管床，悬吊食管（图2-2-4）。
	❹ 切开食管外膜，显露肿瘤（图2-2-5）。
	❺ 于肿瘤处缝支持线，便于牵拉和切除肿瘤（图2-2-6）。
	❻ 锐性切除和钝性分离相结合，逐步切除瘤体，注意避免伤及黏膜层和黏膜下层（图2-2-7~图2-2-9）。
	❼ 间断缝合食管外膜和肌层（图2-2-10，图2-2-11）。

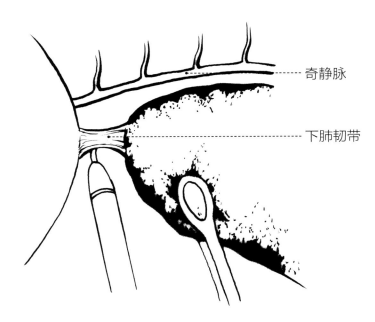

奇静脉

下肺韧带

图2-2-1

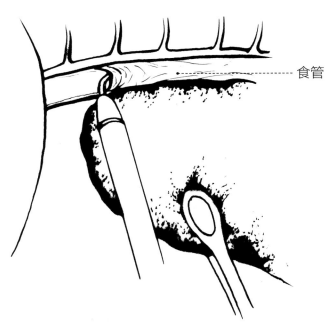

食管

图2-2-2

133

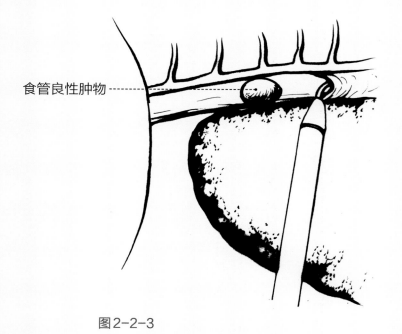

食管良性肿物-----

图2-2-3

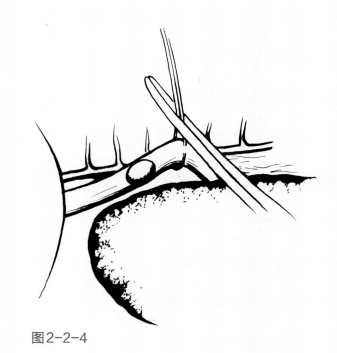

图2-2-4

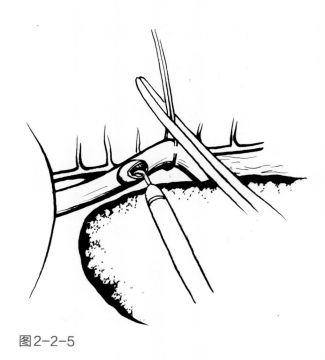

图2-2-5

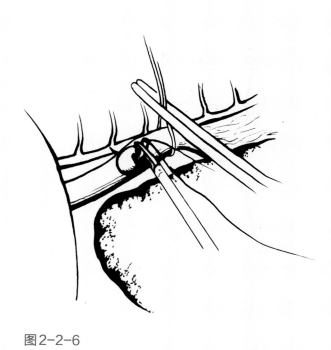

图2-2-6

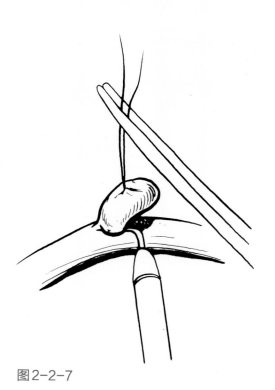

图2-2-7

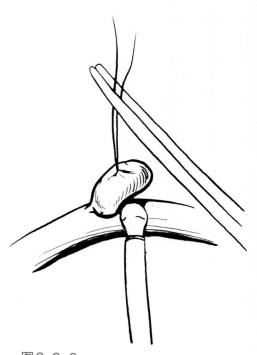

图2-2-8

134

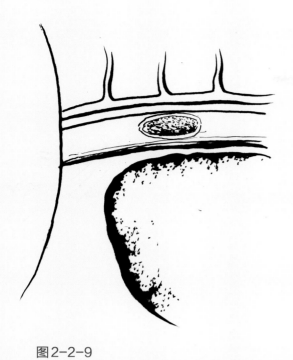

图2-2-9

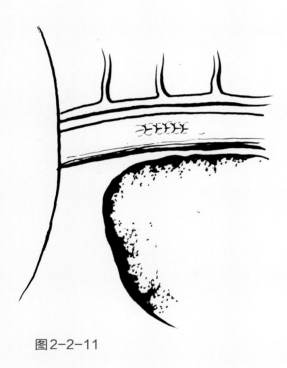

图2-2-10

图2-2-11

第三章
淋巴结清扫术

第一节

左第7组淋巴结清扫术

↓

第二节

左第4L、5、6组淋巴结清扫术

↓

第三节

右第7组淋巴结清扫术

↓

第四节

右第2、4R组淋巴结清扫术

扫描二维码，
观看本书所有
手术视频

适 应 证	❶ 纵隔肿大淋巴结的诊断。
	❷ 肺癌纵隔淋巴结采样、选择性或系统性淋巴结清扫。

适 应 证　❶ 纵隔肿大淋巴结的诊断。

❷ 肺癌纵隔淋巴结采样、选择性或系统性淋巴结清扫。

禁 忌 证　❶ 绝对禁忌证

（1）侵犯纵隔、心脏大血管或重要的神经。

（2）侵犯隆突或气管。

❷ 相对禁忌证

（1）既往有患侧胸部手术史，或者胸膜感染史，胸膜肥厚粘连严重，胸腔镜不能进入者。

（2）纵隔放疗后。

❸ 其他禁忌证

（1）一般情况差，心、肺功能严重损害、恶病质，不能耐受手术者。

（2）肺功能严重下降，不能耐受单肺通气者。

（3）心血管系统严重疾患：①近3个月内发生急性心肌梗死者。②近期内有严重的心绞痛反复发作者。③全心衰竭伴心脏明显扩大，心功能Ⅲ级以上者。④有严重的室性心律失常者。

（4）凝血机制障碍者。

（5）各种原因所致气管、支气管严重畸形，无法行双腔气管插管或单侧支气管插管者。

（6）休克患者，经输液输血未能缓解者。

（7）严重感染未控制者。

麻 醉　全身麻醉，双腔气管插管，单肺通气。

体 位　侧卧位，腋下垫软枕，双侧上肢水平前伸，曲肘。取腋后线始向前第5肋间切口约5cm。

第一节　左第7组淋巴结清扫术

手术步骤　❶ 将左肺下叶向头侧牵拉，打开后纵隔胸膜，沿下肺静脉后缘向上游离至上纵隔胸膜（图3-1-1）。

ER 3-1-1
左第7组淋巴结清扫术

❷ 继续游离后纵隔胸膜，辨别左主支气管及肺动脉干，避免损伤迷走神经（图3-1-2）。

❸ 游离淋巴结食管侧，用吸引器向前下方按压淋巴结，用电钩及超声刀游离并切断支气管动脉，沿淋巴结被膜游离至右主支气管（图3-1-3）。

❹ 用吸引器将淋巴结推向上方，从下肺静脉后缘向上沿左主支气管及心包游离淋巴结（图3-1-4）。

❺ 游离至隆突下方，用超声刀完整切除淋巴结，止血。辨认此区域解剖标志（图3-1-5~图3-1-7）。

上：气管隆突

下：下肺静脉

前：左主支气管

后：右主支气管

左：心房和心包

右：对侧胸膜、食管及迷走神经

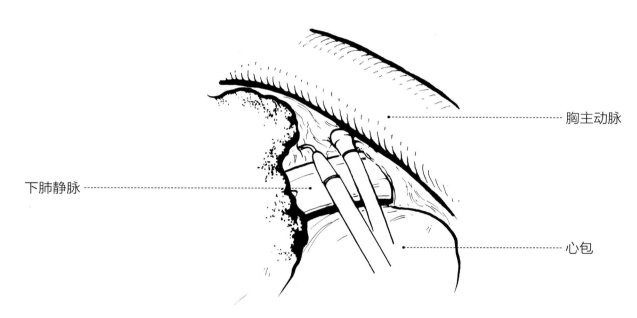

图3-1-1

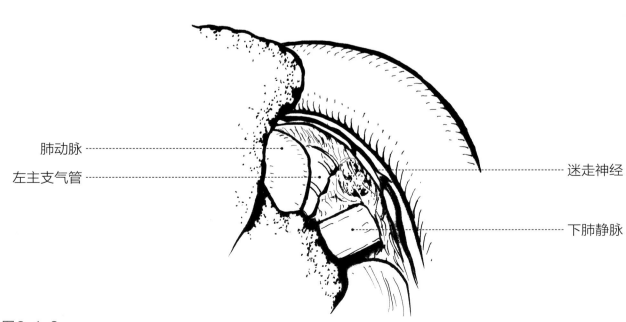

图3-1-2

139

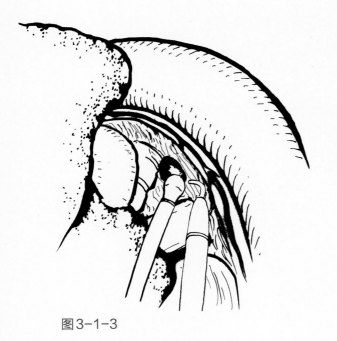

图 3-1-3

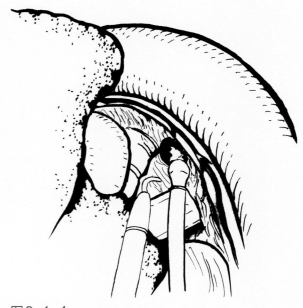

图 3-1-4

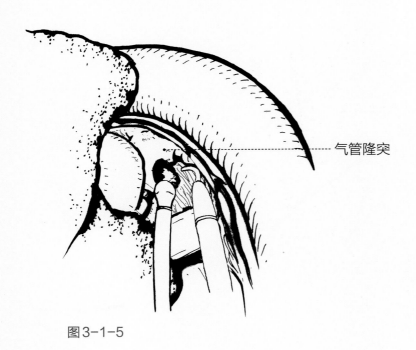

气管隆突

图 3-1-5

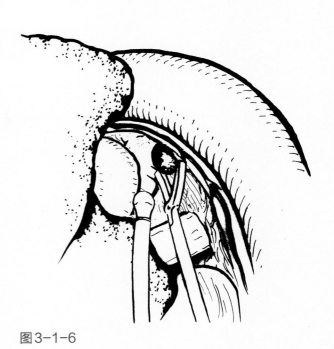

气管隆突

图 3-1-6

肺动脉

左主支气管

下肺静脉

气管隆突

迷走神经

心包

图 3-1-7

140

第二节　左第4L、5、6组淋巴结清扫术

手术步骤

ER 3-2-1
左第4L、5、
6组淋巴结
清扫术

❶ 将左肺上叶向下牵拉，暴露上纵隔，在迷走神经及膈神经之间，主动脉弓下方水平打开纵隔胸膜（图3-2-1）。

❷ 用吸引器将淋巴结及周围脂肪组织向上推压，用超声刀或电钩游离淋巴结膈神经侧，避免损伤膈神经（图3-2-2）。

❸ 用吸引器按压淋巴结，游离淋巴结迷走神经侧，注意保护神经（图3-2-3）。

❹ 用超声刀完整切除5组淋巴结（图3-2-4）。

❺ 继续沿主动脉弓下方向深处游离，显露左侧喉返神经及动脉韧带，注意保护喉返神经（图3-2-5）。

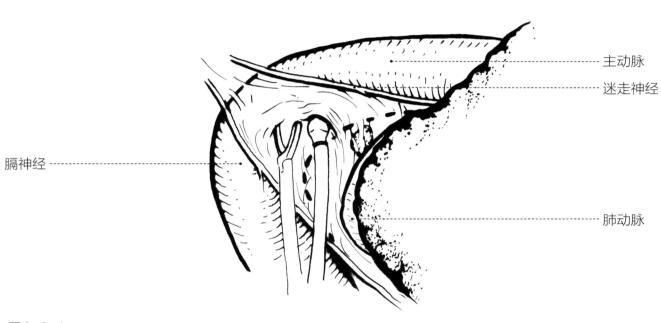

主动脉

迷走神经

膈神经

肺动脉

图3-2-1

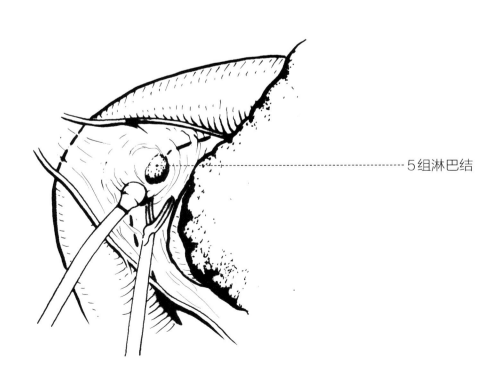

5组淋巴结

图3-2-2

141

❻ 显露4L组淋巴结，沿淋巴结外膜游离至气管侧壁，完整切除淋巴结（图3-2-6，图3-2-7）。

❼ 在膈神经前方，主动脉弓表面打开纵隔胸膜，显露6组淋巴结，用超声刀及电钩完整切除（图3-2-8，图3-2-9）。

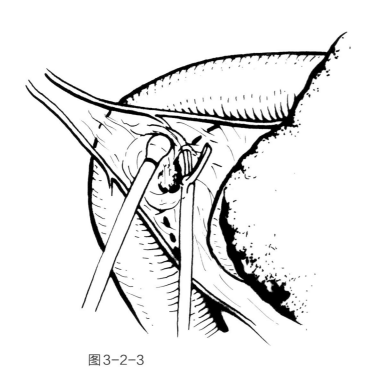

图3-2-3

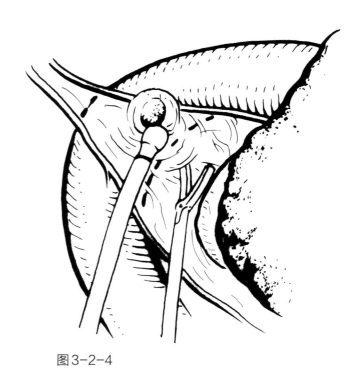

图3-2-4

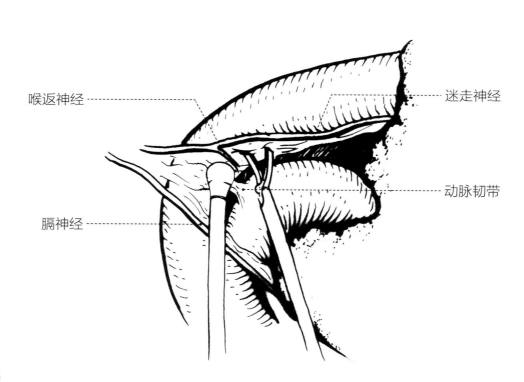

喉返神经

迷走神经

动脉韧带

膈神经

图3-2-5

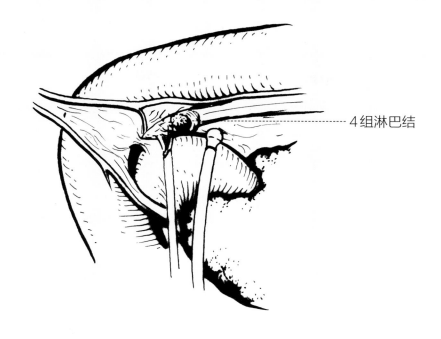

4组淋巴结

图 3-2-6

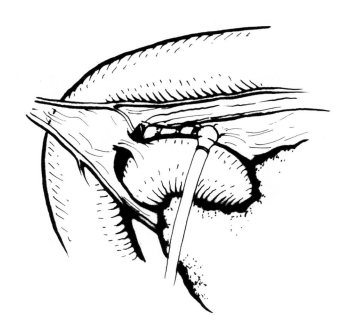

图 3-2-7

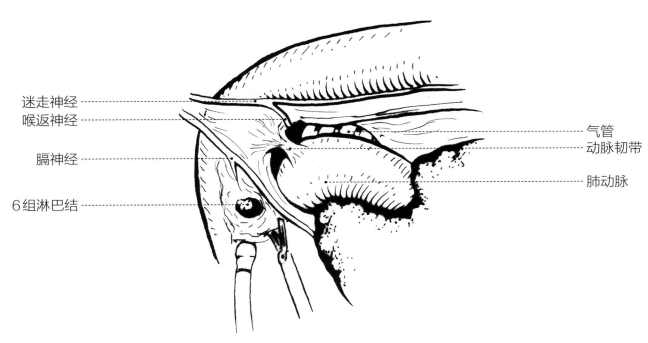

迷走神经

喉返神经

膈神经

6组淋巴结

气管

动脉韧带

肺动脉

图 3-2-8

143

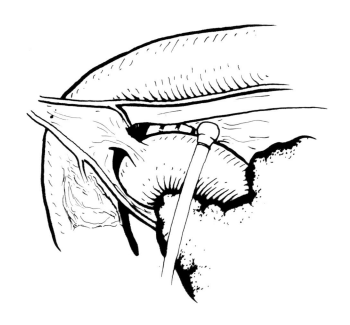

图3-2-9

第三节　右第7组淋巴结清扫术

手术步骤

ER 3-3-1
右第7组淋
巴结清扫术

❶ 将右肺下叶向前牵拉，打开后纵隔胸膜，沿下肺静脉后缘向上游离至奇静脉弓水平（图3-3-1）。

❷ 用吸引器挑起食管，用电钩及超声刀游离淋巴结食管侧，并切断供应淋巴结的血管，游离至对侧左主支气管侧壁，注意保护迷走神经（图3-3-2）。

❸ 用吸引器将淋巴结推向食管，从下肺静脉后缘向上沿心包游离淋巴结至右主支气管（图3-3-3）。

❹ 继续游离至隆突下方，用超声刀完整切除淋巴结，止血。辨认此区域解剖标志（图3-3-4~图3-3-6）。

上：气管隆突

下：下肺静脉

前：右主支气管

后：左主支气管

左：食管及对侧胸膜

右：心房及心包

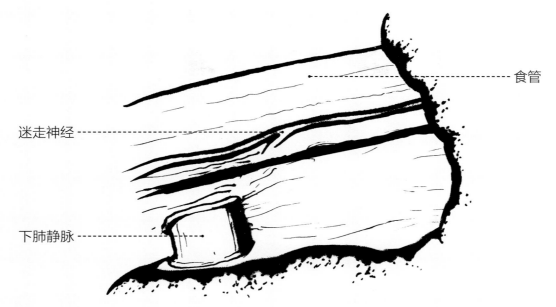

食管

迷走神经

下肺静脉

图 3-3-1

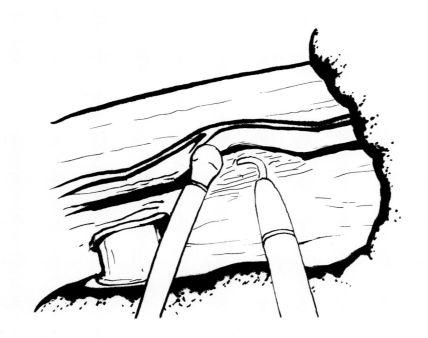

图 3-3-2

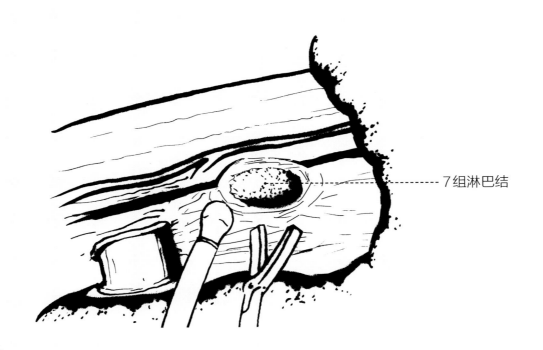

7组淋巴结

图 3-3-3

145

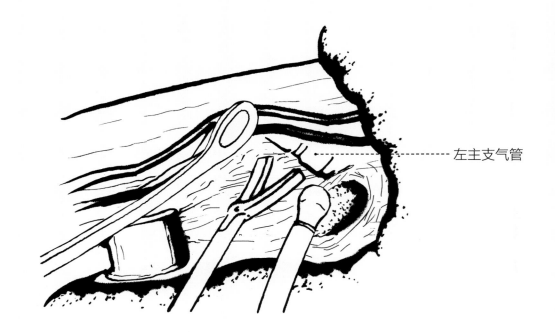

左主支气管

图 3-3-4

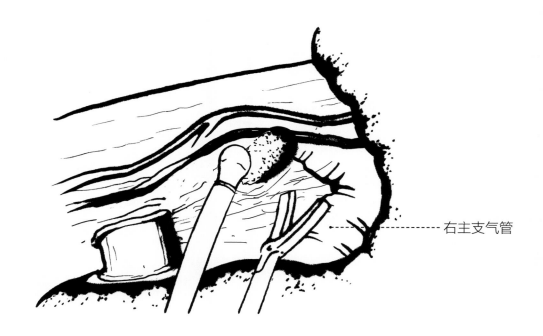

右主支气管

图 3-3-5

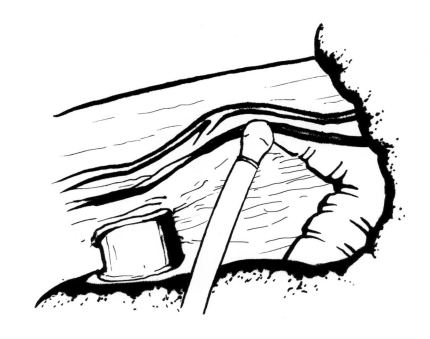

图 3-3-6

第四节　右第2、4R组淋巴结清扫术

手术步骤

ER 3-4-1
右第2、4R
组淋巴结清
扫术

❶ 将肺叶向下牵拉，在奇静脉弓下缘打开纵隔胸膜，显露右肺动脉（图 3-4-1）。

❷ 吸引器挑起奇静脉，用电钩及超声刀游离淋巴结气管侧（图3-4-2）。

❸ 沿心包表面游离淋巴结（图3-4-3）。

❹ 用吸引器将淋巴结及周围脂肪组织推上奇静脉弓上方，打开奇静脉弓与上腔静脉之间的纵隔胸膜（图3-4-4）。

❺ 用吸引器按压奇静脉，并将淋巴结组织向上方推，游离淋巴结气管侧至锁骨下动脉下缘（图3-4-5）。

❻ 用吸引器推压淋巴结组织，显露淋巴结与上腔静脉间的间隙，继续游离，注意此处有1~3根不等的小静脉由淋巴结汇入上腔静脉，予以结扎离断（图3-4-6）。

❼ 沿气管食管沟继续游离至锁骨下动脉下缘，完整清除2组及4R组淋巴结（图3-4-7）。辨认清楚清扫上纵隔淋巴结后的解剖标志。

上：右锁骨下动脉

下：右肺动脉及支气管起始部

前：上腔静脉后缘

后：气管及迷走神经

深部：主动脉弓及发出的无名动脉

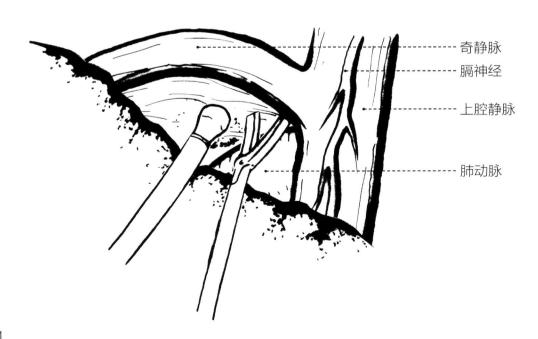

图 3-4-1

147

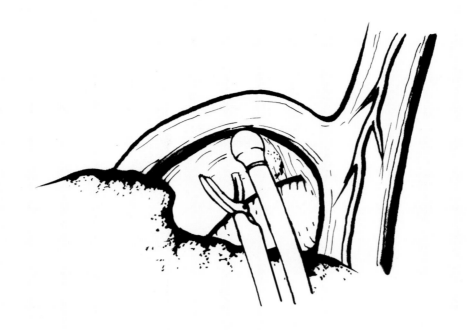

图 3-4-2

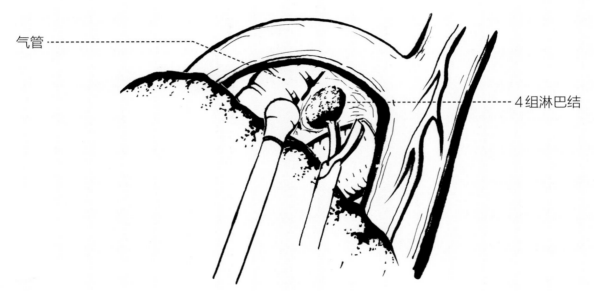

气管 ....

4 组淋巴结

图 3-4-3

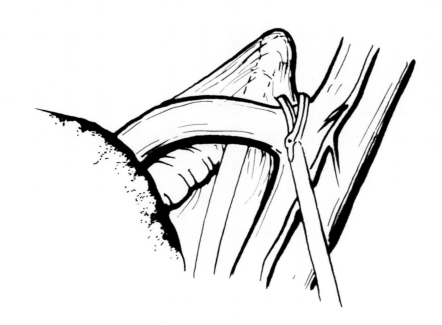

图 3-4-4

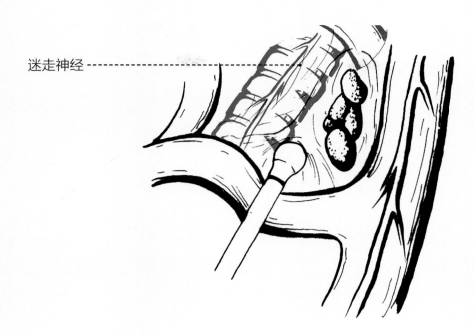

迷走神经 ---------

图 3-4-5

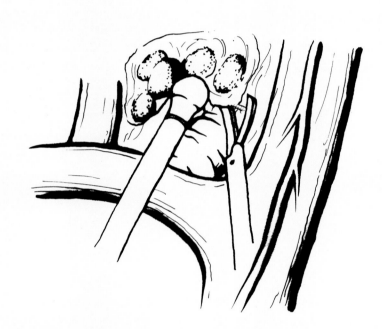

图 3-4-6

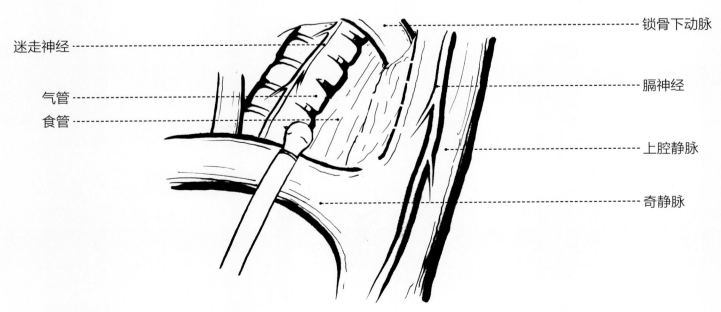

迷走神经 ----------

气管 ---------
食管 ---------

锁骨下动脉

膈神经

上腔静脉

奇静脉

图 3-4-7

第四章

胸腔镜全胸腺切除术
（右胸入路）

扫描二维码，
观看本书所有
手术视频

适 应 证	❶ 绝对适应证

❶ 绝对适应证

（1）胸腺癌。

（2）伴有或不伴有重症肌无力的胸腺瘤。

（3）伴有重症肌无力的胸腺增生。

❷ 相对适应证

（1）囊肿：胸腺囊肿、支气管囊肿、心包囊肿等。

（2）其他前上纵隔肿瘤：畸胎瘤、精原细胞瘤、胸骨后甲状腺肿等。

禁 忌 证

❶ 绝对禁忌证　淋巴瘤。

❷ 相对禁忌证

（1）胸腺癌严重侵及周围器官，尤其侵及大血管。

（2）既往有患侧胸部手术史，或者胸膜感染史，胸膜肥厚粘连严重，胸腔镜不能进入者。

（3）纵隔放疗后。

❸ 其他禁忌证

（1）一般情况差，心、肺功能严重损害、恶病质，不能耐受手术者。

（2）心血管系统严重疾患：①近3个月内发生急性心肌梗死者。②近期内有严重的心绞痛反复发作者。③全心衰竭伴心脏明显扩大，心功能Ⅲ级以上者。④有严重的室性心律失常者。

（3）凝血机制障碍者。

（4）各种原因所致气管、支气管严重畸形，无法行支气管插管者。

（5）休克患者，经输液输血未能缓解者。

（6）严重感染未控制者。

麻 醉

全身麻醉，以下可选：

❶ 双腔气管插管，左侧单肺通气。

❷ 单腔气管插管或喉罩，双肺高频低流量通气。

体位及切口

仰卧位，右侧躯体下垫软枕，使右侧背部垫高30°。右臂屈肘悬吊固定于头架，左臂自然伸展（图4-0-1～图4-0-3）。

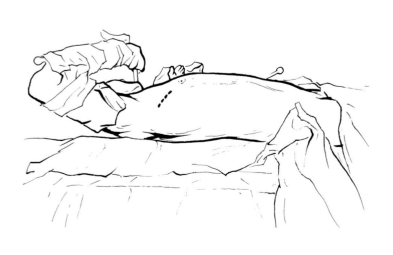

图4-0-1

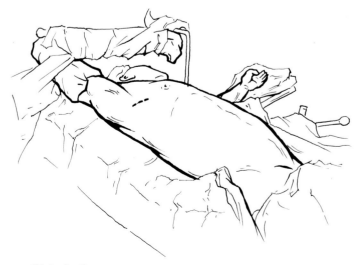

图4-0-2

152

可选单孔或三孔胸腔镜手术。单孔胸腔镜手术切口选择右侧第4肋间腋前线至腋中线入胸。三孔胸腔镜手术切口选择第3肋间腋前线、第5肋间腋中线、腋后线入胸。

手术步骤

ER 4-0-1
右胸入路全
胸腺切除术

❶ 右肺无通气状态于重力作用下自动下垂，暴露胸腺组织（图4-0-4）。

❷ 自膈神经起，沿胸腺及前纵隔脂肪的下极，向上游离至胸骨下（图4-0-5~图4-0-7）。

❸ 沿胸骨后壁向深部游离直至对侧纵隔胸膜，再向头侧游离至胸廓内静脉后，沿胸廓内静脉游离至其与上腔静脉的夹角（图4-0-8，图4-0-9）。

❹ 沿膈神经向头侧游离胸腺直至无名静脉与上腔静脉交汇处，游离切断胸腺右上极（图4-0-10~图4-0-12）。

❺ 沿无名静脉向深面继续游离，结扎并切断汇入无名静脉的胸腺静脉（图4-0-13~图4-0-17）。

❻ 向腹侧牵引胸腺，游离并离断胸腺的左上极（图4-0-18）。

❼ 沿左侧纵隔胸膜及心包、主动脉表面向腹侧游离，最终离断胸腺的左下极，胸腺装标本袋取出（图4-0-19~图4-0-21）。

❽ 术毕，右胸入路全胸腺切除术后解剖展示（图4-0-22）。

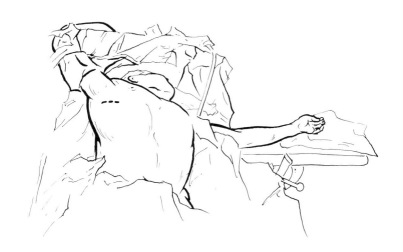

图4-0-3

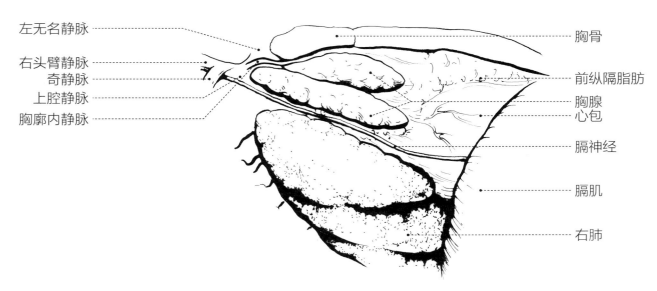

图4-0-4

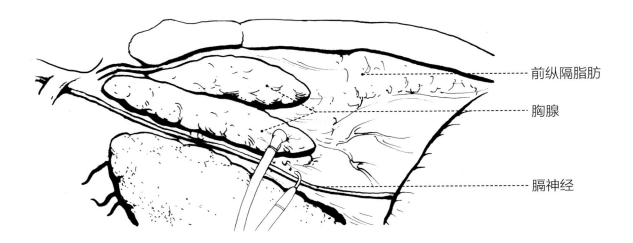

前纵隔脂肪

胸腺

膈神经

图4-0-5

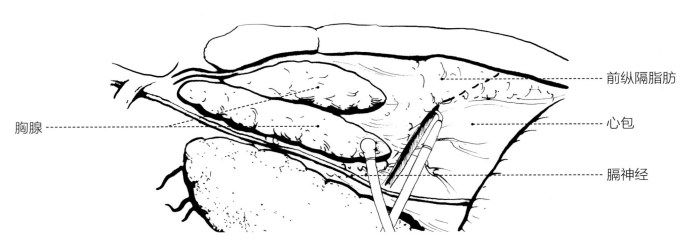

胸腺

前纵隔脂肪

心包

膈神经

图4-0-6

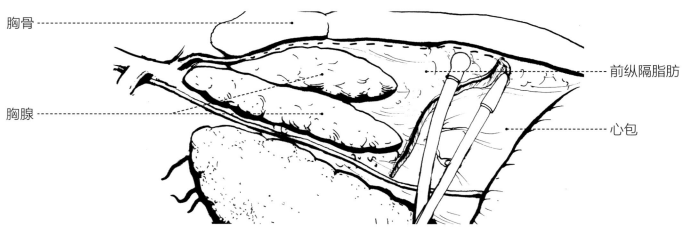

胸骨

胸腺

前纵隔脂肪

心包

图4-0-7

154

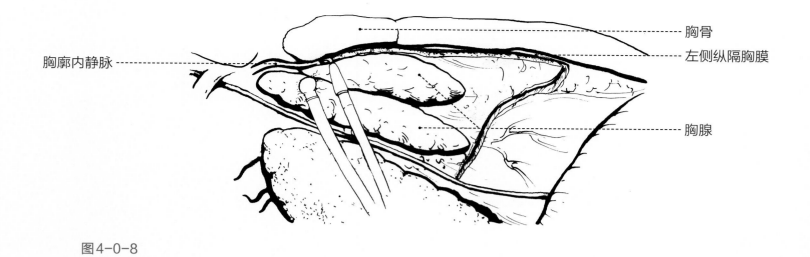

胸廓内静脉 ⸺ 　　胸骨
　　左侧纵隔胸膜

　　胸腺

图4-0-8

左无名静脉 ⸺ 　　胸骨
胸廓内静脉 ⸺
上腔静脉 ⸺

　　胸腺

图4-0-9

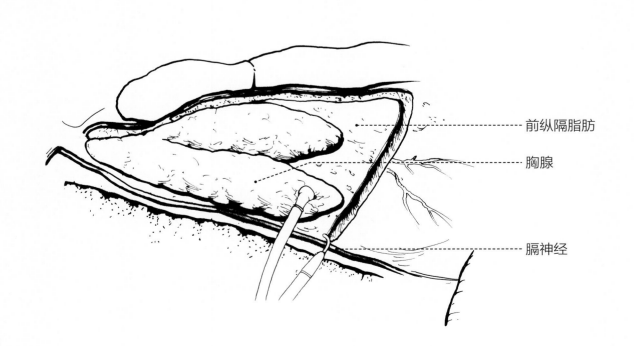

　　前纵隔脂肪

　　胸腺

　　膈神经

图4-0-10

155

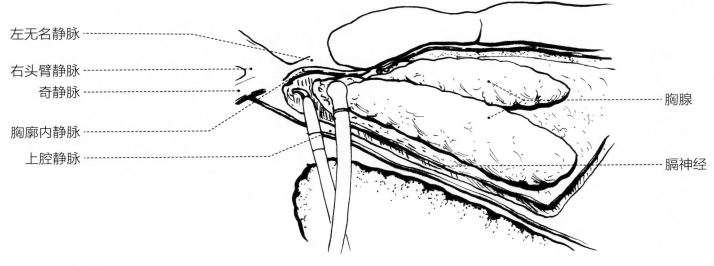

左无名静脉 ----------
右头臂静脉 ----------
奇静脉 ----------
胸廓内静脉 ----------
上腔静脉 ----------

---------- 胸腺
---------- 膈神经

图 4-0-11

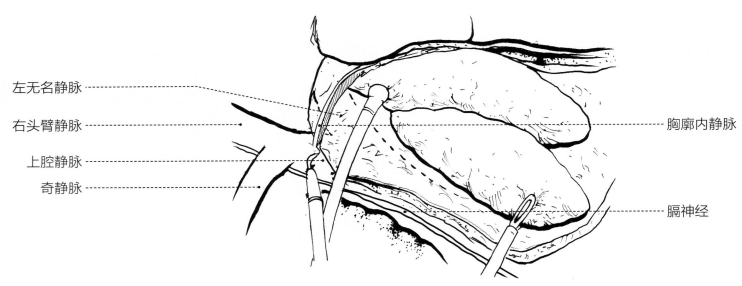

左无名静脉 ----------
右头臂静脉 ----------
上腔静脉 ----------
奇静脉 ----------

---------- 胸廓内静脉
---------- 膈神经

图 4-0-12

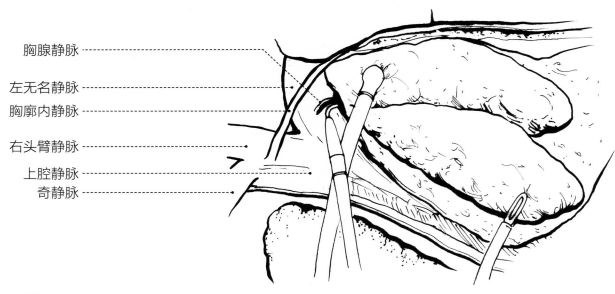

胸腺静脉 ----------
左无名静脉 ----------
胸廓内静脉 ----------
右头臂静脉 ----------
上腔静脉 ----------
奇静脉 ----------

图 4-0-13

胸腺静脉 -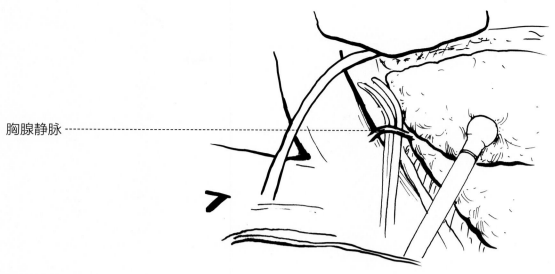

图 4-0-14

胸腺静脉 -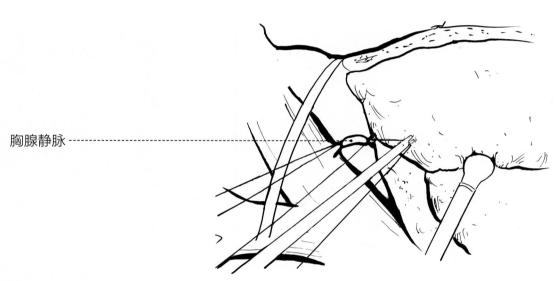

图 4-0-15

胸腺静脉 -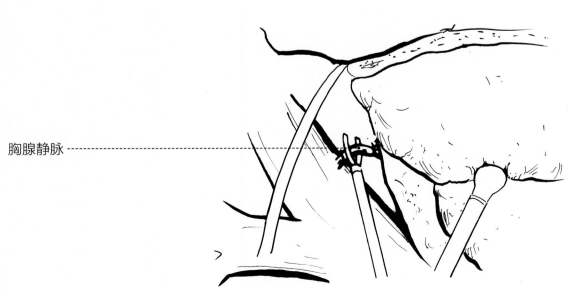

图 4-0-16

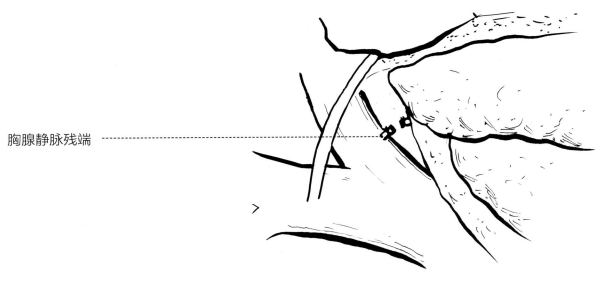

胸腺静脉残端 ------------------

图 4-0-17

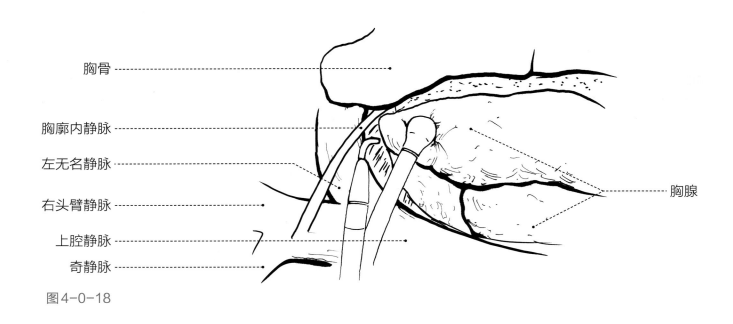

胸骨 ------------------

胸廓内静脉 ------------------

左无名静脉 ------------------

右头臂静脉 ------------------   胸腺

上腔静脉 ------------------

奇静脉 ------------------

图 4-0-18

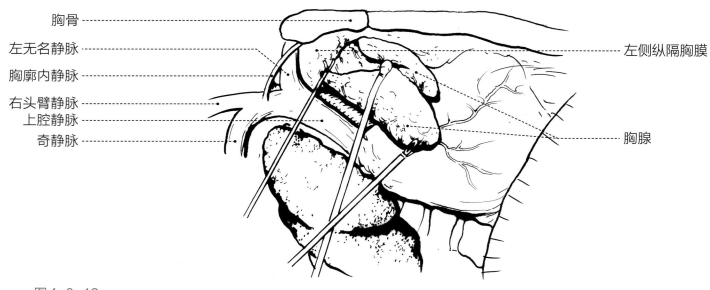

胸骨 ------------------

左无名静脉 ------------------   左侧纵隔胸膜

胸廓内静脉 ------------------

右头臂静脉 ------------------

上腔静脉 ------------------   胸腺

奇静脉 ------------------

图 4-0-19

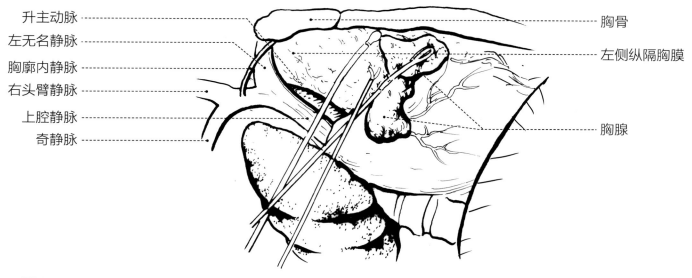

升主动脉 —— 胸骨
左无名静脉 —— 左侧纵隔胸膜
胸廓内静脉
右头臂静脉
上腔静脉 —— 胸腺
奇静脉

图 4-0-20

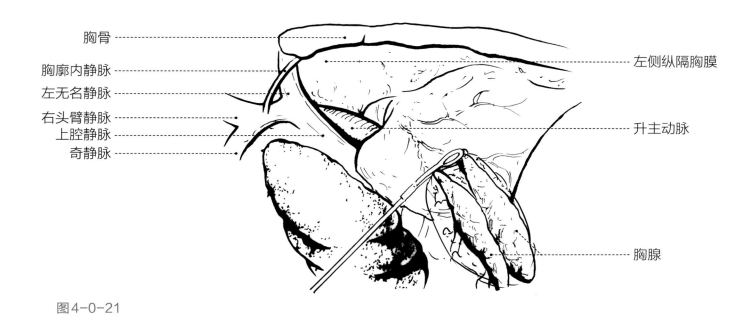

胸骨 —— 左侧纵隔胸膜
胸廓内静脉
左无名静脉
右头臂静脉 —— 升主动脉
上腔静脉
奇静脉
—— 胸腺

图 4-0-21

胸骨 —— 左侧纵隔胸膜
胸廓内静脉
左无名静脉
右头臂静脉 —— 升主动脉
上腔静脉 —— 心包
奇静脉 —— 膈肌

—— 右肺

图 4-0-22

159

参考文献

1. 野守裕明，冈田守人.肺癌解剖性肺段切除图谱.葛棣，译.天津：天津科技翻译出版有限公司，2017.

2. 陈亮，朱全.全胸腔镜解剖性肺段切除手术图谱.南京：东南大学出版社，2015.

3. 王俊.全胸腔镜肺切除规范化手术图谱.北京：人民卫生出版社，2013.

4. 陈晓峰，王邵华.单操作孔胸腔镜肺叶肺段切除手术图谱.上海：复旦大学出版社，2016.

5. 畠中陆郎，桑原正喜，松原义人，等.呼吸器外科手术书.6版.京都：株式会社金芳堂，2015.

6. 徐国成，韩秋生，雍刘军.系统解剖学彩色图谱.2版.沈阳：辽宁科学技术出版社，2014.

7. 胡盛寿.胸心外科学.北京：人民卫生出版社，2014.

正文中融合的手术视频

ER 1-1-1	右肺上叶切除术	
ER 1-2-1	右肺中叶切除术	
ER 1-4-1	左肺上叶切除术	
ER 1-5-1	左肺下叶切除术	
ER 1-6-1	右肺上叶尖段切除术	
ER 1-7-1	右肺上叶后段切除术	
ER 1-8-1	右肺上叶前段切除术	
ER 1-12-1	右肺下叶背段切除术	
ER 1-15-1	肺叶部分切除术	

ER 2-1-1	食管癌根治术	
ER 3-1-1	左第7组淋巴结清扫术	
ER 3-2-1	左第4L、5、6组淋巴结清扫术	
ER 3-3-1	右第7组淋巴结清扫术	
ER 3-4-1	右第2、4R组淋巴结清扫术	
ER 4-0-1	右胸入路全胸腺切除术	

登录中华临床影像库步骤

公众号登录

扫描二维码
关注"临床影像库"公众号

点击"影像库"菜单
进入中华临床影像库首页

临床影像及病理库

发消息

人民卫生出版社有限公司
内容涵盖200多家大型三甲医院临床影像诊断和病理诊断中曾诊断的所有病种。每个病例在介绍病…

168篇原创内容
IP属地：北京
84个朋友关注

影像库

服务支持

内容支持　　技术支持　　我要投稿

网站登录

输入网址 medbooks.ipmph.com/yx
进入中华临床影像库首页

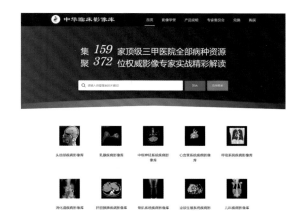

进入中华临床影像库首页注册或登录

PC 端点击首页"兑换"按钮
移动端在首页菜单中选择"兑换"按钮

输入兑换码，点击"激活"按钮
开通中华临床影像库的使用权限

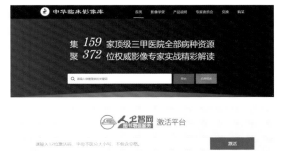

版权所有，侵权必究！

图书在版编目（CIP）数据

胸外科手绘手术图谱：精准手绘 + 操作视频 + 要点注
释 / 徐国成，杨雪鹰，齐亚力主编 . —北京：人民卫
生出版社，2023.5
ISBN 978-7-117-33865-3

Ⅰ. ①胸… Ⅱ. ①徐… ②杨… ③齐… Ⅲ. ①胸部外
科手术 – 图谱 Ⅳ. ①R655-64

中国版本图书馆 CIP 数据核字（2022）第 200085 号

胸外科手绘手术图谱——精准手绘 + 操作视频 + 要点注释
Xiongwaike Shouhui Shoushu Tupu——Jingzhun Shouhui + Caozuo Shipin + Yaodian Zhushi

主　　编　徐国成　杨雪鹰　齐亚力
出版发行　人民卫生出版社（中继线 010-59780011）
地　　址　北京市朝阳区潘家园南里 19 号
邮　　编　100021
E – mail　pmph @ pmph.com
购书热线　010-59787592　010-59787584　010-65264830
印　　刷　北京盛通印刷股份有限公司
经　　销　新华书店
开　　本　787×1092　1/8　印张：23
字　　数　349 千字
版　　次　2023 年 5 月第 1 版
印　　次　2023 年 5 月第 1 次印刷
标准书号　ISBN 978-7-117-33865-3
定　　价　198.00 元

打击盗版举报电话　010-59787491　　E-mail　WQ @ pmph.com
质量问题联系电话　010-59787234　　E-mail　zhiliang @ pmph.com
数字融合服务电话　4001118166　　　E-mail　zengzhi @ pmph.com

52检